KURT SINGER
(1885–1944)

JÜDISCHE MINIATUREN
Herausgegeben von Hermann Simon

Band 218 KURT SINGER

Alle »Jüdische Miniaturen« sind auch im Abonnement beim Verlag erhältlich.

Die Deutsche Nationalbibliothek verzeichnet diese Publikation in der Deutschen Nationalbibliografie; detaillierte Daten sind im Internet über https://portal.dnb.de/ abrufbar.

Inh. Dr. Nora Pester
Wilhelmstraße 118, 10963 Berlin
info@hentrichhentrich.de
http://www.hentrichhentrich.de

Lektorat: Wilma Schütze
Satz: Barbara Nicol
Gesamtherstellung: Thomas Schneider, Jesewitz
Druck: Winterwork, Borsdorf

1. Auflage 2018

Printed in Germany
ISBN 978-3-95565-256-2

GABRIELE FRITSCH-VIVIÉ

KURT SINGER

ARZT, MUSIKER UND GRÜNDER DES JÜDISCHEN KULTURBUNDS

HENTRICH & HENTRICH

CENTRUM JUDAICUM

Umschlag vorn:
Kurt Singer um 1935, Berlin
Bildarchiv Abraham Pisarek / akg-images

Gefördert durch

URSULA LACHNIT-FIXSON
STIFTUNG

und

BBS Baumgartner-
Brandt-Stiftung

Inhalt

Einleitung

»So habe ich mir immer gewünscht, meines Vaters Werke und Schaffen verewigt zu sehen in einem würdigen Platz. Natürlich hätte ich auch Vaters geistiges Erbe am liebsten in Israel, aber ich lasse Ihnen alle Dokumente. [...] Erst durch die Diskussion [...] und die Artikel und Dokumente beginne ich, die Geisteskraft und Humanität meines Vaters und seiner Mitarbeiter zu verstehen. [...] Außerdem verstehe ich erst jetzt, mit welchem unermüdlichen Fleiss und mit welcher Hingabe an das Thema Sie [...] dies wertvolle Material zusammengesucht haben: wertvoll für die Geschichte, für die Musik, Wissenschaft und die Dokumentierung dieses tragischen Kapitels der deutschen Juden.«

Mit diesen Worten dankte Margot Wachsmann-Singer, die Tochter Kurt Singers, die sich in das Mandatsgebiet Palästina hatte retten können, dem Archiv der Akademie der Künste Berlin und dessen Leiter, Wolfgang Trautwein, für die Ausstellung zum Jüdischen Kulturbund 1992. Sie war dafür zusammen mit ihrer Tochter, Michal Peleg, nach Berlin gekommen. Zur vorliegenden Biographie über Kurt Singer hat Michal Peleg in einem offen herzlichen Briefwechsel vieles Zusätzliche über ihn und die Familie beigetragen, wofür ihr an dieser Stelle ausdrücklich der Dank ausgesprochen sei.

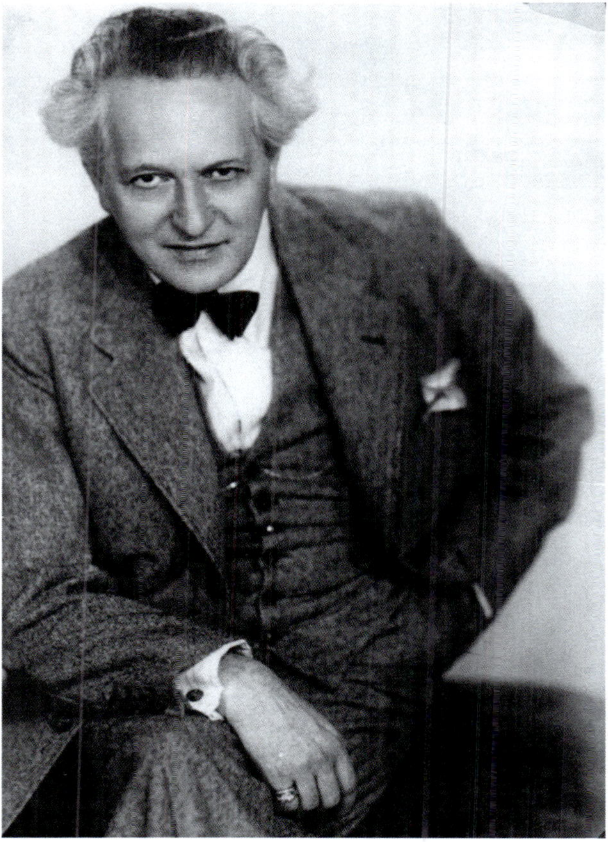

Kurt Singer um 1928/32
Mit freundlicher Genehmigung des Leo Baeck Instituts, New York

Das Material, das Margot Singer hier ansprach, betraf die Zeit des Jüdischen Kulturbunds 1933–1941, jene jüdische Kulturinstitution, die Singer gegründet und geleitet hatte. Auch in den Jahren vor 1933 übte Kurt Singer mit viel Erfolg verschiedene Berufe aus, »er war vielseitig begabt«, als Musiker, Musikschriftsteller, Dirigent, Chorleiter, Kritiker und Theatermann. Von Beruf aber war er Arzt, »ein gesuchter Psychiater, ein Analytiker, damit hat er sein Geld verdient. [...] Arbeiten war für ihn so wichtig wie für andere Essen und Trinken«.[1] Als Kind hatte er begonnen, Geige zu spielen und blieb bis zu seinem Lebensende Musiker. Seine Begabungen und Interessen sowie sein vertrauensvoller, zugewandter Umgang mit Menschen und seine Menschenkenntnis machten sein Leben reich und ausgefüllt. Seine Beiträge in Zeitungen und Zeitschriften, seine Besprechungen anderer Werke, seine Bücher, dazu Kritiken über ihn als Musiker und Dirigenten, über seinen »Aerzte-Chor«, und das »Aerzte- und Sinfonie-Orchester«, sie alle zeichnen letztendlich ein aufschlussreiches Bild von ihm als Künstler. Allerdings erfahren wir kaum etwas über das, was einen Menschen ebenso ausmacht wie seine Arbeit, über seine unmittelbaren Gedanken, Hoffnungen und Zweifel, auch nicht über die vielleicht schwierigen, unangenehmen Seiten seines Charakters, über sein Verhalten im privaten Kreis. Eine der wenigen persönlichen Aussagen kennen wir von der Sängerin Paula Salomon-Lindberg, die ihn gut kannte und mit ihm viel zusammengearbeitet hat: »Kurt Singer war ein hochintelligenter und gütiger Mensch. Er war ein großartiger Musiker, ein Musikwissenschaftler, ein großer Mediziner und Psychologe. [...] Alle Dirigenten und zeitgenössischen Komponisten haben ihn geschätzt. Denn es war einmalig, dass ein einzelner Mensch derartig viele Begabungen hat und dabei so gesellig und freundlich blieb. Er war eine Einzelerscheinung an Mut – dabei sah er auch noch gut aus.«[2] Und nur wenige Mitarbeiter berichteten von schwierigen Erfahrungen mit Singer, eine Kulturbund-Schauspielerin zum Beispiel nannte ihn im Interview »eigenwillig, arrogant und eingebildet. Aber er hatte Charisma«.[3] Vermutlich wurden auch manche seiner Entscheidungen als ungerecht empfunden. Insgesamt aber darf man wohl dem zuvor genannten Urteil der Sängerin zustimmen. Daher sollen auch die fast ausnahmslos hervorragenden, nahezu begeistert würdigenden Aussagen über seine verschieden künstlerischen Tätigkeiten nicht verschwiegen werden, sie gehörten offensichtlich zu seinem arbeitsintensiven Leben.

Es scheint kaum vorstellbar, dass Singer alle seine verschiedenen Tätigkeiten im Zeitraum von seiner Promotion 1908 an bis zu seiner Deportation 1943 und noch bis zu seinem Tod in Theresienstadt 1944 nahezu gleichzeitig ausübte. Es waren sein vorwärtsdrängender künstlerischer Geist und seine Hinwendung zu den Menschen, die ihm dafür die Anregung und Kraft gaben. Dabei durchlebte Singer eine durchweg schwierige Zeit, den Ersten Weltkrieg, danach die immer wieder politisch und finanziell dramatischen Schwankungen und die gleichzeitig in künstlerisch-expressionistischer Aufbruchsstimmung befindliche Gesellschaft der Weimarer Republik und schließlich den Nationalsozialismus. Die Fülle und Gleichzeitigkeit innerhalb dieses Lebens machen es notwendig, die Biographie in ihren Einzelkomponenten darzustellen, sozusagen wie ein Musikstück, das, aus Motiven, Themen und Sätzen bestehend, am Ende als eine vollständige Komposition vorliegt.

Berent, Coblenz, Berlin (1885–1908)

Kurt Singer wurde am 11.10.1885 als zweiter Sohn des Rabbiners Dr. Moritz Leopold Singer und seiner Frau Ulla Friederike, geborene Rosenthal, in Berent (Kościerzyna), nahe Danzig, geboren.
Um 1880/90, als Dr. Moritz Singer in Berent als Rabbiner und Lehrer wirkte, hatte die Stadt 4299 Einwohner, davon 396 Juden. Die nördliche Provinz

um Danzig, bisher unter polnischer Krone, wurde in der ersten polnischen Teilung 1772 Preußen zugesprochen als die Provinz Westpreußen. Nach dem Ersten Weltkrieg fiel der gesamte Landstrich wieder an Polen zurück, wodurch auch Berent wieder polnisch wurde. Daher erhielt Kurt Singer bei seinem Auswanderungsantrag um 1940/41 die für Polen übliche hohe Registriernummer und hatte wegen der Einreisebestimmungen nach nationalen Kontingenten kaum noch Chancen auf ein Visum für die USA.

Bereits 1886 wurde der Rabbiner Moritz Singer in den Süden an den Rhein versetzt, nach Coblenz (erst seit 1926 galt die Schreibweise Koblenz). Dorthin zog die ganze Familie: neben dem Vater Moritz Singer (2.9. 1854–27.7.1900) seine Frau Ulla Friederike (1.11.1859–27.9.1938) mit den beiden Söhnen Alfred Jakob (Berent 11.11.1884–13.6.1943 Auschwitz) und Kurt Bernhard (Berent 11.10.1885–7.2.1944 Theresienstadt) und ihrer Tochter Erna (Marienburg, Westpreußen 8.5.1887–25.2.1964 New York). Der jüngste Sohn, Hans Ferdinand Singer, geboren am 30.5.1895, starb kurz nach der Geburt.

Moritz Singer, aus einer Rabbiner Familie in Losoncz in Ungarn stammend, war – wie viele osteuropäische Juden – von Deutschlands Kultur und auch dem jüdischen Leben dort angezogen. Wie diese verehrte und liebte er Deutschland, er huldigte in Festansprachen

und Predigten dem »Heldenkaiser« Wilhelm I. und dem »Größten aller Jahrhunderte, Fürst Bismarck«.
Das Familienleben war geprägt von der jüdischen Tradition und den Werten des deutschen Geisteslebens. Kurt Singer wuchs in dieser Atmosphäre auf, kannte und liebte die deutsche Literatur, liebte ebenso sehr die Musik. Und er stand, seinen Äußerungen nach zu urteilen, zumindest in der finsteren Zeit der Diktatur, selbstbewusst zu seiner jüdischen Identität. »Haltet den Glauben, den jüdischen Glauben hoch!« waren seine Abschiedsworte in dem Brief an seine Mitarbeiter aus dem Jüdischen Kulturbund, als er nicht mehr nach Berlin zurückkehren konnte.
Als die Familie Singer in Coblenz ankam, gab es in der Stadt 31 669 Einwohner, davon 515 Juden (Stand 1885).[4] Der neue Rabbiner wurde von Anfang an geschätzt, er unterrichtete gleichzeitig im Kaiserin-Augusta-Gymnasium (heute Görres-Gymnasium), in das auch seine beiden Söhne Alfred und Kurt gingen, wie auch an der Oberrealschule und an der Evangelischen Höheren Mädchenschule (heute Hilda-Gymnasium), an welcher seine Tochter Erna Schülerin war. Als Moritz Singer unerwartet am 27.7.1900 im Krankenhaus in Frankfurt am Main starb, versammelten sich zu seiner Beerdigung auf dem »Heiligen Sand« außerhalb von Coblenz große Teile der jüdischen und christlichen Bürgerschaft, dazu ungezählte Rabbiner

aus nah und fern. Als besondere Ehre reiste der »Grand-Rabbin de France«, Zadoc Kahn, an, was die *Allgemeine Zeitung des Judentums* vom 1.8.1900 ausdrücklich bemerkte. Auch Delegierte aus verschiedenen Logen gaben ihrem ehemaligen Logenbruder das letzte Geleit. Ein so ehrenvolles Begräbnis muss bei den drei Kindern einen tiefen Eindruck hinterlassen haben. Kurt Singer war 15 Jahre alt. Der Grabstein wurde, wie viele andere jüdische Grabmäler auch, von den Nazis geschändet, blieb aber, ohne die hebräische Inschrift, erhalten.

Die Schule absolvierte Kurt Singer ohne Schwierigkeiten, hatte sich in »Betragen und Fleiß sehr gut geführt und stets sehr regen Lerneifer bewiesen« und alle Fächer mit gut oder befriedigend beendet. Nur sein »Prüfungsaufsatz« wurde mit »nicht genügend« benotet, was der Verleihung des Reifezeugnisses am 10. März 1903 jedoch nicht schadete.[5] Einen zusätzlichen künstlerischen Abschluss machte er am Conservatorium der Musik in Coblenz. Er hatte früh mit dem Geigenspiel begonnen und als Schüler für Violine von 1896 bis 1903 das Conservatorium besucht. Der junge Kurt Singer hatte nicht nur bei »guter Begabung und regem Fleiß sehr anerkennungswürdige Fortschritte auf dem Instrument« gemacht, sondern glänzte bei mehrmaligen Auftritten mit Werken von Joseph Haydn, Louis Spohr und in seinem letzten Schulkonzert 1903 mit dem »Concert g-Moll, I. und II. Satz« von Max Bruch und dem »Trio d-Moll, I. Satz« von Felix Mendelssohn-Bartholdy.

Ohne Verzögerung immatrikulierte er sich 1903 an der Königlichen Friedrich-Wilhelms-Universität beziehungsweise an der Königlichen Charité zu Berlin und absolvierte alle vorgeschriebenen Vorlesungen an der Universität, sämtliche Praktika und Übungen in den medizinischen Fächern an der Charité. 1908 legte Singer seine »Inaugural-Dissertation zur Erlangung der Doktorwürde in Medizin, Chirurgie und Geburtshilfe« mit dem Titel »Zur Klinik der Lungen-Carcinome« jedoch in Leipzig vor, vermutlich weil dort die Gebühren um fast ein Viertel niedriger waren als in Berlin.[6] Nach der Bestätigung durch den Rektor und den Senat der Königlichen Friedrich-Wilhelms-Universität erhielt er am 11.8.1908 die »Einladung zur Doctorpromotion« (mit Kleiderordnung: »Frackanzug, Uniform zugelassen«) an der medizinischen Fakultät der Universität Berlin. Sein Bruder Alfred promovierte ein Jahr später ebenfalls im Fach Medizin.

Der Inhalt seiner Dissertation[7] lässt sich kurz zusammenfassen: Singer bezog sich auf bisher dokumentierte Fälle von Tumor-Behandlungen, mehr jedoch ging er auf seine eigenen Erfahrungen ein. Er hatte im Moabiter Krankenhaus in Berlin bei Prof. Renvers Lungen- und Bronchialkarzinome untersucht, diagnostiziert, behandelt und beim Tod eines Patienten den Befund nach der Sektion genau beschrieben. Die Medizin stand zu diesem Zeitpunkt noch am Anfang der Erkenntnis über Krebserkrankungen, noch ging es um die Erscheinungsformen, den Verlauf, die Untersuchungs- und Diagnosemethoden. Kurt Singer berief sich auf den Schweizer Chirurgen Carl Garrè (1857–1928), der überzeugt gewesen war, dass »eine wagemutige Totalexstirpation ganzer Lungenlappen einmal mit Erfolg werde ausführbar und berechtigt« sein. Auch zitierte Singer Fälle, in denen ein schweres persönliches Trauma zur Karzinombildung geführt hätte. Es bedürfe jedoch einer monatelangen Genese zu einer solchen Erkrankung. In seinem Schlusswort meinte Singer, dass die Zeit über diesen noch jungen Zweig der Chirurgie ihr Urteil fällen werde.

Der Arzt (1908–1936)

Seine ärztliche Tätigkeit begann Singer als »Volontärassistent« in der Psychiatrischen und Nervenklinik der Königlichen Charité unter dem Geheimen Medizinalrat Prof. Dr. Th. Ziehen. Von 1910 an veröffentlichte Singer zahlreiche Beiträge zu neurologisch-psychologischen Themen, jedoch keinen zur chirurgischen Praxis. Seine sämtlichen Beiträge von 1910 bis 1920 sind in einem Band zusammengefasst, der im Archiv der Berliner Akademie der Künste einsehbar ist. Am Ende des Bandes befindet sich ein handschriftlicher Eintrag von Singers Freund, Karel Mengelberg, in holländischer Sprache, der übersetzt lautet: »Dieses Buch wird mir heute von Kurt Singer zur Aufbewahrung anvertraut. Morgen soll ich ihn zur Hollandsche Schouwburg begleiten (verflucht sei die Erinnerung an diesen Ort), von wo aus er nach Theresienstadt deportiert wird. Amsterdam, 19. April 1943, Karel Mengelberg.«[8]

Seine Arbeiten erschienen in verschiedenen medizinischen Zeitschriften, die meisten in *Medizinische Klinik – Wochenschrift für praktische Ärzte*. Im letzten Einzelbeitrag »Musik und Medizin« in der *Deutschen Medizinischen Wochenschrift* von 1928 ging er auf dieses ihm wichtige Thema ein, das er 1926 bereits in seinem Buch »Die Berufskrankheiten der Musiker« ausführlich behandelt hatte. Da die Beiträge über Singers For-

schung als Mediziner, letztlich auch über seine Tätigkeit und Erfahrungen während des Ersten Weltkrieges informieren, sollen sie in kurzen Zügen dargelegt werden.
Der im Juni 1914 begonnene Weltkrieg setzte auch in Singers Leben eine Zäsur: Er wurde im Lazarett an der Front eingesetzt. Bereits im Januar 1915 behandelte sein Beitrag in der Wochenschrift *Medizinische Klinik* mit dem Titel »Wesen und Bedeutung der Kriegspsychosen« das Krankheitsbild, das heute unter dem Begriff der Posttraumatischen Belastungsstörung zusammengefasst wird. Das Manuskript bildete die Grundlage eines Vortrags, den Singer am 2.1.1915 vor Sanitätsoffizieren unter dem Vorsitz eines Obergeneralarztes hielt. In einer abschließenden Bemerkung führte er aus, dass »der Großteil der Truppe den Riesenstrapazen des Krieges mit einer Riesenkraft an Nerven und Energie widerstehe, selbst wenn der Körper zusammenbreche, der Geist ihn wieder emporhebe. Der Geist des Einzelnen, in dem sich der Geist des Heeres und des Volkes verkörpert. Und wenn es denn wahr ist, dass dieser Krieg durch Nerven entschieden wird, so sind unsere deutschen Krieger auch in dieser Hinsicht die Berufenen, Sieger zu sein.« In diesen Sätzen lässt sich die patriotische Kriegsbegeisterung, gar eine Siegeshoffnung heraushören, die viele Zeitgenossen ergriffen hatte. Wollte

Singer mit diesen Worten seine Zuversicht beweisen? Oder wollte er sich als Jude besonders patriotisch zeigen? Denn die erste Kriegsbegeisterung, in der sich Deutsche und Juden gleichermaßen vereint fühlten, flaute sehr schnell ab. Schon bald »kursierte das Gerücht, sie [die Juden] würden ihren patriotischen Pflichten nicht nachkommen und sich mit allen möglichen Vorwänden vor dem Dienst an der Front drücken«.[9] Singer selbst wurde solcherart verleumdet von Werner Kass, dem späteren Ehemann von Singers Frau Gertrud, der ihm, allerdings in ganz persönlicher Animosität, in seinen detaillierten, nicht immer sachlichen *Erinnerungsheften* vorwarf, »mit Hilfe einer Spritze einen Herzkollaps simuliert und sich so ein behagliches Leben in der Etappe gesichert« zu haben.[10]

Während der Kriegsjahre war Dr. Kurt Singer zeitweise »zur Kriegslazarett-Abteilung eines Armeekorps kommandiert«, war auch »ordinierender Arzt an der Nervenstation des Kriegslazaretts«.[11] Die Begriffe »Kriegslazarett« und »Feldlazarett« verweisen auf einen frontnahen Standort, im Gegensatz zum »Reserve-« oder »Standortlazarett» als entfernteren Einrichtungen in größeren Orten. Singer war unter anderem auch im Reservelazarett in Brieg/Schlesien stationiert. Dort wurde ihm im Frühjahr 1916 »in Anerkennung für die militärische Sanitätspflege im Kriege das Offiziersehrenzeichen zweiter Klasse vom Roten Kreuz mit der Kriegsdekoration verliehen«, das Eiserne Kreuz 2. Klasse, das EK II.[12]

Die Themen Kriegspsychosen und vermeintliche Simulation von Krankheiten oder Störungen während des Einsatzes erwähnte Singer in seinen Beiträgen häufig und sehr differenziert, sie spielten offensichtlich eine große Rolle. Die Grenze zwischen Übertreibung und realer Beschwerde aufgrund einer Psychose sei nicht leicht zu bestimmen, schrieb Singer, doch wirkliche Simulation sei sehr selten, müsse aber geahndet, gelegentlich auch durch ein Militärgericht sanktioniert werden. Er habe keinen Fall zur Anzeige gebracht. Traumatische Neurosen waren ein vorherrschendes und Singer persönlich wichtiges Thema während des Krieges, es sei auch relevant für spätere Rentenentscheide und ähnliche Ansprüche nach dem Krieg, betonte er.

Erstmals 1918 beschrieb er in »Prinzipien und Erfolge der aktiven Therapie bei Neurosen« mögliche Heilungsansätze, um die Anzahl der Neurotiker in der Kriegs- und Nachkriegszeit zu vermindern. Er habe die modifizierte »Kaufmann-Methode« bevorzugt, »in letzter Zeit aber mit Hypnose und sogar mit einfacher konsequenter und starker Wortsuggestion in manchen Fällen Erfolge erzielt«. Offensichtlich wurden Dr. Singers Erfahrungen geschätzt, 1919 war er, nach eigenen Worten, »ordinierender Arzt der Nervenstation I in Tempelhof« und »neurologischer Fachbeirat des Versorgungsamts Groß-Berlin«, beziehungsweise »beim Hauptversorgungsamt«. Seine Beiträge galten als »Richtlinien«, in denen er ausdrücklich zur »Pflicht der Aktiven Therapie« mahnte.

In seinen letzten Artikeln, unter anderem »Was ist's mit den Neurotikern vom Jahre 1920«, besprach er die psychischen Folgen, die »das grausame Massenexperiment des Krieges uns vor Augen geführt hat«. In der Übergangszeit 1918/19 und auch noch in den 1920er Jahren seien als Reaktion auf drohende Arbeitslosigkeit und Rentenkürzungen »hysterische Zitterer und Gelähmte« aufgetreten, schrieb Singer sichtlich empört, die ihre Krankheiten nur simulierten, sodass die wirklich Kriegsbeschädigten selbst dagegen protestiert hätten. Außerdem meldeten sich häufig auch Hysteriker ohne äußere Krankheitssymptome, nur mit allgemeinen Klagen, was eine Diagnose deutlich erschwere. Generell sei jedoch für »Durchschnittsneurotiker« Arbeit die beste Therapie.

Da sich seine Beiträge mit explizit medizinischen Fragen an ein Fachpublikum wandten, erfahren wir nichts über Singers persönliche Einstellung zu den Kriegsereignissen. Wie stand er zu den pazifistischen Bestrebungen der Deutschen Friedensgesellschaft? Hatte er die Anti-Kriegs-Aufmärsche in Berlin erlebt? Wir erfahren auch nichts zu der Tatsache der 1916 eingeführten antisemitisch motivierten »Judenzählung« innerhalb des Heeres, auch nichts zu dem vom deutschen Chemiker Fritz Haber entwickelten und bereits im April 1915 im belgischen Ypern eingesetzten neuen Kampfstoff Giftgas. Eine öffentliche (gar kritische) Stellungnahme schien vermutlich nicht angebracht, da Kaiser Wilhelm II. Pazifisten als »schlechte Patrioten«, gar als »Staatsfeinde« verunglimpft hatte. Viel später, in seiner Publikation »Musik und Charakter« aus dem Jahr 1929,[13] wird er einmal schreiben: »Eine Welt, die sich das niederträchtigste, entehrendste Wort vom ›Menschenmaterial‹ ersonnen hat, um damit die Menschheit zu dezimieren«, diese Welt müsse nach den Werten suchen, die im Menschen liegen, Werte, die Glück statt Weh, Lust statt Sorge schafften. Dazu sei die Musik die Mittlerin.

Die private Praxis

Als »Prakt. Arzt und Nervenarzt« in der Lutherstraße 10 wurde Dr. Kurt Singer noch vor dem Ersten Weltkrieg, erstmals 1911, im Adressbuch der Stadt Berlin erwähnt. Frühe Briefe seines Mentors, des Dirigenten Siegfried Ochs, gingen an diese Adresse. Sein Bruder Alfred praktizierte in der Prinzenstraße 73, später 75. Weiterhin in der Lutherstraße war er angezeigt als »Prakt.

Arzt und Assist. Arzt a.d. Nervenklinik der Kgl. Charité«, bis er von 1918 bis 1930 in der Rankestraße 15 als Arzt für »Geistes- und Gemütskrankheiten, Nervenleiden, für Hypnose, Suggestion und Elektrische Behandlungen« genannt wird. An den Adressen ist nicht zu erkennen, ob es seine Praxis war oder ob er in separaten Räumlichkeiten innerhalb seiner Privatwohnung ordinierte. Seine Sprechstunden fanden, den Annoncen zufolge, nur nachmittags statt. Von 1931/32 bis 1933 war seine Adresse als »Intendant« in der Mommsenstraße 56 angegeben, seine Arztpraxis hatte er während seiner Tätigkeit an der Städtischen Oper geschlossen. Letztmalig eröffnete er eine Praxis 1933–1936 in der Warschauer Straße 25, 1937/38 zog er, vermutlich ohne die Praxis, nochmals um, von der Knesebeckstraße 28 in die Lessingstraße 38. Insgesamt sind dies nur magere Ortsangaben über seine Tätigkeit als angesehener Arzt für Nervenleiden.

Ehe und Familie (1915–2009)

Während des Krieges heiratete Dr. Kurt Singer im Dezember 1915 Gertrud Horwitz, geboren am 30.11. 1885 in Berlin. Ursprünglich stammte die jüdische Familie Horwitz aus einem mährischen Dorf in der Nähe von Olmütz, heute gehört es zur Tschechischen Republik. Nachdem die Familie längst in Berlin ansässig war, erwarb sich Gertruds Vater in der Konfektionsbranche einen guten Ruf und ein ansehnliches Vermögen.[14]

Gertrud Horwitz hatte zwei Brüder: Hugo Horwitz, Privatgelehrter, er war verheiratet mit Dora Jablonski, sie wurden gemeinsam 1942 Richtung Riga verschleppt, gelten als verschollen. Die Dichterin Nelly Sachs, befreundet mit dem Ehepaar, gedachte ihrer in ihrem Gedicht »Grabschriften in die Luft geschrieben«.[15] Der jüngere Bruder Gertruds, Walther Horwitz, Teilnehmer des Ersten Weltkrieges, wurde später von der Familie von Gertruds drittem Ehemann, Werner Kass, aus dem KZ losgekauft. Er wanderte nach Chile aus.

Gertrud Horwitz war ein »ungewöhnlich schönes Mädchen, intelligent, schlagfertig, wild und draufgängerisch«.[16] Aus Verzweiflung und Trotz, dass sie ihre erste große Liebe nicht heiraten durfte, ging sie im Februar 1907 mit dem Arzt Dr. Moritz Herbst, geboren

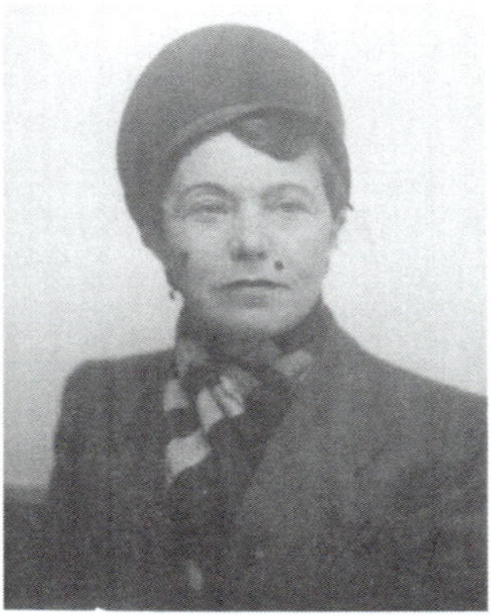

Gertrud Kass (gesch. Singer),
Passfoto um 1950/53
Mit freundlicher
Genehmigung von
Renate Grütter-Kass

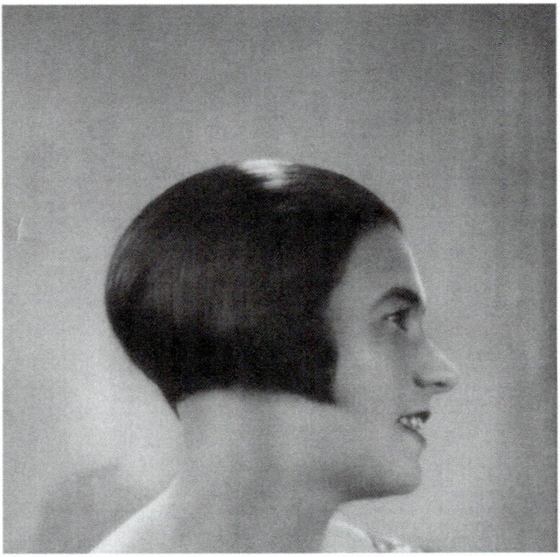

Gertrud Singer
um 1920
Mit
freundlicher
Genehmigung
von Renate
Grütter-Kass

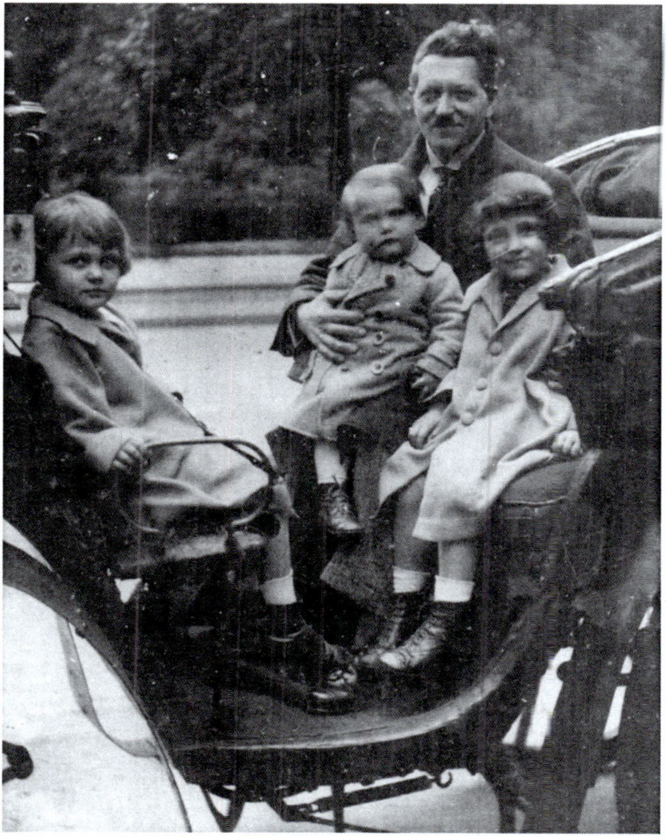

Kurt Singer mit seinen drei Kindern, Berlin um 1922/23
Mit freundlicher Genehmigung von Michal Peleg

1873, eine Ehe ein und ließ sich, nach einem unruhigen Eheleben, am 3.10.1914 scheiden. Den Sohn Wolfgang aus dieser Ehe überließ sie ihrer Mutter. Ihm gelang später die Flucht nach Palästina.
Nach ihrer Scheidung von Moritz Herbst lernte Gertrud Horwitz Kurt Singer kennen. Im Jahr darauf heirateten sie am 28.12.1915 in Berlin. Die erste Tochter Margot wurde am 1.2.1918 geboren, die zweite Tochter Anneliese am 2.6.1919 und der Sohn Hans Joachim am 17.12.1921.
Es müssen glückliche Jahre gewesen sein. Singer war nach seinem Einsatz im Frontlazarett ins Versorgungsamt nach Berlin-Tempelhof verlegt worden; anschließend wurde er Assistenzarzt an der Königlichen Charité. 1918 eröffnete er eine erweiterte Praxis in der Rankestraße. Wohl herrschten mit Beginn der Weimarer Republik überaus schwierige wirtschaftliche und politische Verhältnisse, doch man fing wieder an zu leben. Das Ehepaar mit den Kindern baute sich ein Stück eigene Welt auf. Margot Wachsmann-Singer erinnerte sich in einem Interview: »Unsere Eltern führten ein reges gesellschaftliches Leben in der Berliner ›guten Gesellschaft‹; einmal in der Woche gab es bei uns eine Party oder einen Empfang. Dann musste jedes Kind zeigen, was es konnte. Meine Schwester spielte Klavier, mein Bruder Geige, meine Spezialität waren Tanz und Akrobatik. [...] Das ganze Who's who der Berliner

Gesellschaft war in unserem Haus versammelt.‹[17] Nicht zuletzt gehörten Wilhelm Furtwängler, Siegfried Ochs, Max Liebermann, Walter Gropius, László Moholy-Nagy zu den Gästen. Im Hause Singer war man gern zu Gast. Kurt Singer glänzte in der Unterhaltung, bei den Hausmusiken spielte er mal Klavier, mal Geige, die berühmte Konzertsängerin Paula Salomon-Lindberg sang. Als Gastgeberin war Gertrud Singer in ihrem Element, ihr elegantes, temperamentvolles Auftreten faszinierte, sie wurde umschwärmt, in Gesprächen – »sie konnte gut zuhören« – spürte sie in manchem Gast intuitiv ein Talent auf; versuchte, Beziehungen zu vermitteln, wie sie auch selbst immer wieder die unterschiedlichsten Persönlichkeiten kennenlernte.[18] Mit Charme und Extravaganz wusste sie zu repräsentieren.

Bei zwei so charmanten und unterhaltsamen, sicherlich auch selbstbewusst-eigensinnigen Menschen wie Kurt und Gertrud Singer, konnten wohl Konflikte nicht ausbleiben. Es kam zu Eifersucht, Auseinandersetzungen, Vorwürfen. Kurt Singer soll Paula Salomon-Lindberg verehrt haben, wie deren Stieftochter, Charlotte Salomon, in ihren Gouachen und Texten behauptete.[19] Die Verehrte führte das später allein auf ihr musikalisches Können zurück. Gertrud Singer wiederum soll heimlich zu einem Geliebten im Lungensanatorium in die Schweiz gereist sein. Schließlich kam es am 19.6.1926 zur Scheidung.

Ein halbes Jahr später heiratete Gertrud Singer am 29.1.1927 in Berlin diesen heimlich besuchten Geliebten, Werner Kass, geboren am 2.9.1897. Er war musikalisch begabt, wäre am liebsten Musiker geworden, war dann aber doch in das Familienunternehmen eingetreten. In beiden Familien galt diese Verbindung als Mésalliance, schließlich war Gertrud zwölf Jahre älter als ihr Mann und brachte vier Kinder in die Ehe mit. Doch die Kinder aus der Ehe mit Kurt Singer lebten nur zeitweise im neuen Haushalt, Gertruds erster Sohn Wolfgang Herbst lebte von Anfang an bei seiner Großmutter. Werner Kass genoss mit seiner Frau ein aufwendiges, repräsentatives Leben. Am 11.9.1930 kam die gemeinsame Tochter Renate zur Welt. Der Streit um die drei Kinder aus der Ehe mit Kurt Singer wurde mit allen Mitteln skandalträchtig ausgetragen. Ein Gericht entschied schließlich, »auf Grund beiderseitigen Verschuldens«,[20] dass die Kinder je ein halbes Jahr bei dem einen und bei dem anderen Elternteil leben sollten. Im Domizil der Familie Kass, anfangs in der Bleibtreustraße, danach im nobel eingerichteten Haus in Berlin-Schlachtensee, tobten die nach einem halben Jahr »beim Vater verwahrlosten Kinder« durch die Räume, wie Werner Kass in seinen *Erinnerungsheften* geringschätzig notierte.

Mit der Wirtschaftskrise 1929/30 und durch das Erstarken der Nationalsozialisten spitzte sich die politische Lage zu. Mit Hitlers Ernennung zum Reichskanzler am 30.1.1933 verstärkten sich die Ausschreitungen gegenüber der jüdischen Minderheit. Gertrud Kass sah sich gezwungen, ihre Tochter Renate und, nach Zustimmung von Kurt Singer, Tochter Anneliese, im Oktober 1933 in ein Kinderheim im Schweizer Kanton Graubünden, zunächst in Flims, später in Arosa, in Sicherheit zu bringen. Tochter Margot hing sehr an ihrem Vater und blieb bei ihm in Berlin. Um im Ausland Fuß zu fassen, hatte Werner Kass mit seinem Kompagnon in St. Gallen eine Filiale in der Konfektionsbranche eröffnet. Ende Oktober 1933 verließ die Familie endgültig Berlin. Doch erst nach zwei Jahren konnten sie eine größere Wohnung in Dreilinden, oberhalb von St. Gallen mieten; eine unbefristete Aufenthaltsgenehmigung wurde ihnen gewährt. Tochter Renate, zehn Jahre jünger als die Geschwister, verlebte jedoch viel Zeit bei der zur Betreuung engagierten Familie Fuchs in der Nähe von St. Gallen auf dem Land, nach ihren eigenen Worten, meist zufrieden und sogar glücklich. Gertrud Kass versuchte, ihren gewohnten extravaganten Lebensstil in kleinerem Maßstab fortzuführen. Als ihr Mann jedoch 1938 Konkurs anmelden musste und erst einmal 18 Monate in Untersuchungshaft saß, auch noch der ganze Hausstand versteigert wurde, konnte Gertrud Kass zupacken, »Sie reiste in Kosmetika«. Die finanzielle Situation war prekär geworden. Nach der

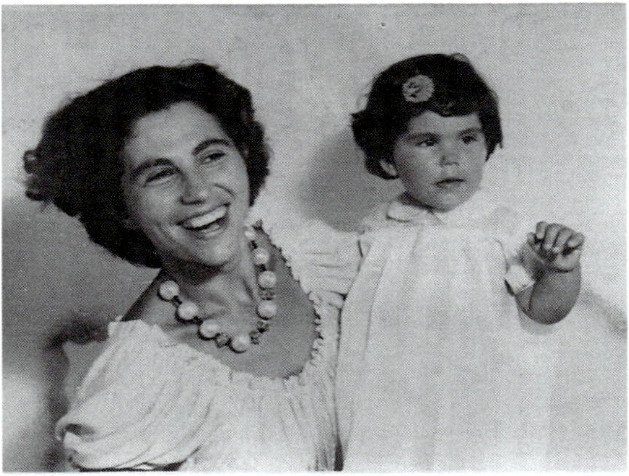

Margot Wachsmann -Singer mit Tochter Michal, Israel, Haifa 1951
Mit freundlicher Genehmigung von Michal Peleg

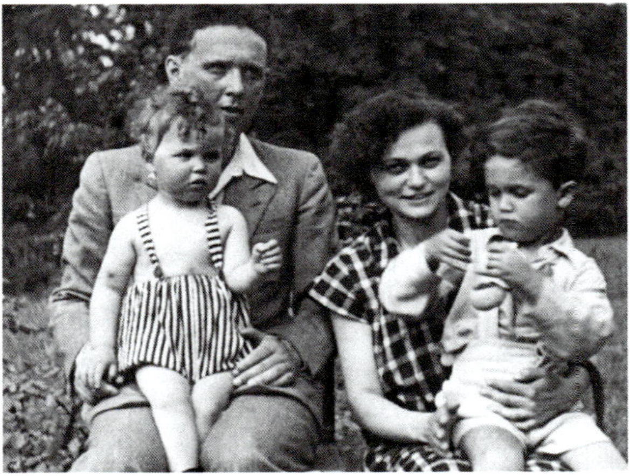

Familie Goldenberg, Tochter und Enkel von Kurt Singer 1951
Mit freundlicher Genehmigung von Dr. Hans Goldenberg

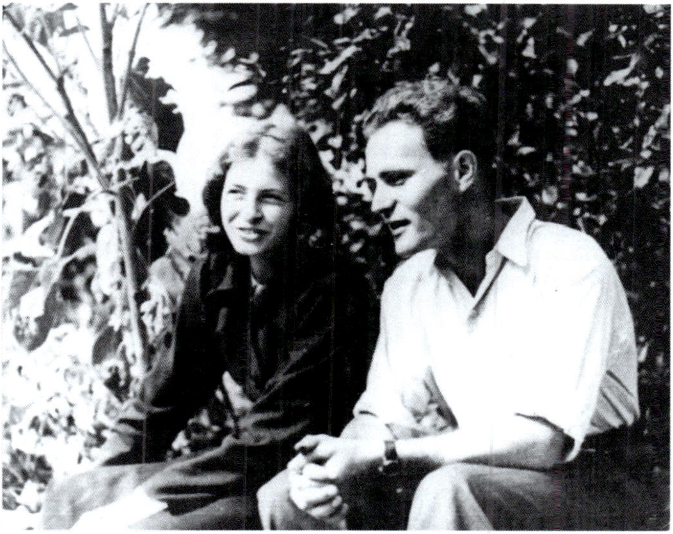

Vera und Hans Joachim Singer, Wasserburg am Inn 1947
Mit freundlicher Genehmigung von Dr. Peter Rollin

Untersuchungshaft von Werner Kass konnte die Familie aus Geldmangel die Schweiz nicht verlassen (geplant war die Ausreise nach Cuba). Werner Kass wurde zu weiteren zweieinhalb Jahren Gefängnis verurteilt und anschließend in einem Internierungslager inhaftiert. Als er ca. 1943/44 freikam, versuchte er, mit Schwarzarbeit und mit spanischen und englischen Übersetzungen die Familie zu ernähren. Man lebte mehr schlecht als recht in gemieteten Zimmern. Von Berlin aus hatte Kurt Singer bereits 1936 versucht, mit Geldüberweisungen für den Unterhalt seiner Kinder zu sorgen, doch das war ihm von der Finanzbehörde nicht genehmigt worden. Fahrkarten für die Kinder von Arosa nach Berlin und zurück nach St. Gallen für Ostern 1937 zu kaufen, wurde ermöglicht.[21] Ob diese Reise angetreten wurde, ist nicht bekannt.
Nach dem Krieg änderte sich auch in der Schweiz das alltägliche Leben. Werner Kass verdiente wieder Geld, Gertrud versuchte wieder ein wenig ihrem gewohnten Lebensstil nachzugehen, geriet jedoch mehr und mehr in eine seelische Krise, bis die Ehe schließlich am 9.4.1951 geschieden wurde. Werner und Gertrud Kass lebten weiterhin, getrennt, in St. Gallen. Im Jahr 1952 besuchte Gertrud Kass ihre Tochter Margot Wachsmann-Singer in Israel, die 1938 hatte ausreisen können. Nach ihrer Rückkehr lebte Gertrud Kass zeitweise in Zürich, wo ihre Tochter Renate als Buch-

händlerin arbeitete und später Psychologie studierte. Gertrud Kass blieb in St. Gallen gemeldet und starb dort am 14.6.1957.[22]

Margot Singer (1.2.1918–21.1.2009) wollte von Berlin aus 1938, nach kurzem Aufenthalt bei der Mutter in St Gallen, nach Palästina ausreisen. Sie hatte ihrem Vater zwar die Nachricht ihrer bevorstehenden Abreise aus Berlin hinterlassen, um ihn am Bahnhof noch einmal zu sehen, doch er war nicht gekommen. Die Gründe für sein Fernbleiben sind nicht mehr auszumachen. Margot war tief unglücklich darüber, korrespondierte aber noch über das Internationale Rote Kreuz mit ihm in Amsterdam, wo er wegen der zu gefährlichen Rückreise nach Berlin geblieben war. Geplant war ihre Flucht mit dem zionistischen Jugendbund »Ha-schomer Haza'ir«. Doch nicht mit diesem erreichte Margot Singer 1939/40 Palästina, sondern durch ihre eigene Initiative. Sie erhielt aufgrund ihres hervorragenden Klavierspiels und als Tochter von Kurt Singer ein Zertifikat von Emil Hauser für sein im Aufbau begriffenes Konservatorium in Jerusalem.[23] Beruflich entschied sie sich jedoch für Physiotherapie und arbeitete in einem Krankenhaus in Haifa. Sie heiratete 1946 den aus Wien stammenden Leo Asher Wachsmann (1914–1993), ihre Tochter Michal wurde am 24.10.1949 geboren. Michal Peleg arbeitete viele Jahre als Musiklehrerin und singt heute noch in einem Chor.

Anneliese Singer (2.6.1919–13.11.1977), zweite Tochter Kurt Singers, musste ihre Ausbildung an der Kunstgewerbeschule in Zürich aus Geldmangel abbrechen. Die amtlichen Unterlagen in St. Gallen verzeichnen einen Eintrag in der Gewerbeschule und später in der Flickstube der jüdischen Flüchtlingshilfe. Als »Dienstmädchen« bei den Eltern einer Freundin konnte sie ein wenig zum Lebensunterhalt beitragen. Wie ihr Bruder Hans trat auch sie der linksorientierten Bewegung »Freies Deutschland« bei und begegnete dort dem gleichgesinnten österreichischen Architekturstudenten Wilhelm Goldenberg. Am 30.12.1943 heirateten sie, zwei Jahr später, am 22.10.1945, konnten sie nach Wien ausreisen.[24] Dort kamen die beiden Söhne Hans Goldenberg (30.3.1946) und Georg Goldenberg (8.10.1949) zur Welt. Diese machten, gewissermaßen in den Fußspuren ihres Großvaters Kurt Singer, Karriere auf dem Gebiet der Medizinischen Chemie beziehungsweise der Neuropsychologie.

Hans Joachim Singer (17.12.1921–6.7.1979), Kurt Singers Sohn, blieb als Chemiestudent bis zum 1.1.1946 in Zürich gemeldet, war jedoch innerhalb dieser Zeit (laut Stadtarchiv Zürich) von Juli bis September 1942 in einem Arbeitslager in Davesco, in der Nähe von Locarno, interniert. Nach Angaben des St. Galler Stadtarchivs war er bereits 1941 in einem Arbeitslager in Nuovo-Locarno. Er war Mitglied der Bewegung

»Freies Deutschland«, was vermutlich der Grund seiner Internierung gewesen ist. Hier lernte er seine spätere Frau Vera Adler (geb. 14.3.1927) kennen, die als Flüchtling mit ihren Eltern von Berlin über Frankreich dort gestrandet war. Nach Kriegsende kehrte Hans Singer nach Deutschland zurück, ließ sich zunächst in München, 1948 in Ost-Berlin nieder und trat in die KPD, später in die SED ein. Er heiratete Vera Adler, sie adoptierten einen Sohn.[25]

Zunächst Mitarbeiter beim *Neuen Deutschland*, dem Zentralorgan der SED, wurde Hans Singer 1952 Abteilungsleiter im VEB Chemie in Berlin und promovierte an der Humboldt-Universität zum Doktor der Wirtschaftswissenschaften. Er wurde Direktor und 1969 Generaldirektor des VEB Kombinats Buna-Werke im anhaltinischen Schkopau, dem Werk mit dem berühmten Werbeslogan »Plaste und Elaste aus Schkopau«. Als Ordinarius für Technologie lehrte er an der Technischen Hochschule Leuna-Merseburg und war von 1967 bis 1969 im Vorstand der Chemischen Gesellschaft der DDR. Er starb im Juli 1979 an einem Krebsleiden.

Der Musiker (1908–1927)

Kurt Singer war neben seinem Arztberuf auch an der künstlerischen Szene Berlins interessiert, insbesondere an der Musik. Schon während seiner Studienzeit setzte Singer seine als Kind begonnene musikalische Ausbildung fort. Sein Violinspiel verfeinerte er bei Paul Grünberg, dem aus der Praxis kommenden Dirigenten und Musiklehrer am Stern'schen Konservatorium. Zudem studierte er bei Max Friedländer, einem bekannten Musikwissenschaftler und Professor an der Berliner Friedrich-Wilhelms-Universität. Zu Siegfried Ochs, dem über Berlin hinaus bekannten Gründer und Leiter des »Philharmonischen Chores«, ging Singer, um in seinem Chor zu singen und um Chorarbeit und Dirigierkunst zu erlernen. Möglicherweise hat Singer aber auch erst durch die Persönlichkeit und die musikalische Zusammenarbeit mit Siegfried Ochs seine eigene Lust und sein Gespür für dieses »Handwerk« entdeckt. Diesen Meister und gefeierten Lehrer an der Preußischen Hochschule für Musik bewunderte Singer in echter Verbundenheit, erkannte in ihm den wegweisenden Lehrer und einen wahren Freund. So lag es nahe, dass er über Ochs und sein bahnbrechendes Wirken 1933 eine sehr persönlich gehaltene Studie verfasste.[26] Nicht zuletzt berichtete er darin, dass Ochs nach der Auflösung seines

Chores 1920 ihm ein großes Paket mit den Handpartituren der Bach'schen Kantaten mit einem beigefügten Zettel überreicht habe: »s. l. [seinem lieben] Freunde und Kollegen Kurt Singer von seinem kan- und auch sonst -tatenlosen Siegfried Ochs.«[27] Nicht nur hat Singer in Ochs' Chor gesungen – an einer Stelle in Singers Studie heißt es: »Nach der Generalprobe entdeckten wir in unseren Stimmen auf den Plätzen verteilt letzte Anweisungen von Ochs«,[28] was Singers Mitwirkung als Chorsänger belegt – er lernte bei ihm vor allem Chorleitung und Dirigieren in all den minuziösen Einzelheiten und Schattierungen. bewunderte seine »Stoffbeherrschung« und die »suggestiv-ausdeutende Kraft seiner Interpretation«. Ochs habe die »Musikalische Plastik« verstanden, das ganze »instrumentale Gebäude«.

Der Berliner Ärzte-Chor (1913–1933)

Diese Erfahrung ermutigte Singer im Februar 1913 zur Gründung seines »Berliner Aerzte-Chores«, mit dem er auch nach 1933 weiter musizierte unter dem Namen »Kurt Singer'scher Chor«. Ochs bestätigte ihm in einem Brief: »Ich weiß, dass keiner über meine Basteleien so gut Bescheid weiß wie Sie. Denn Sie haben daran mitgeholfen und setzen sie mit jüngerer frischer Kraft fort. Sie werden zum Ziel gelangen –

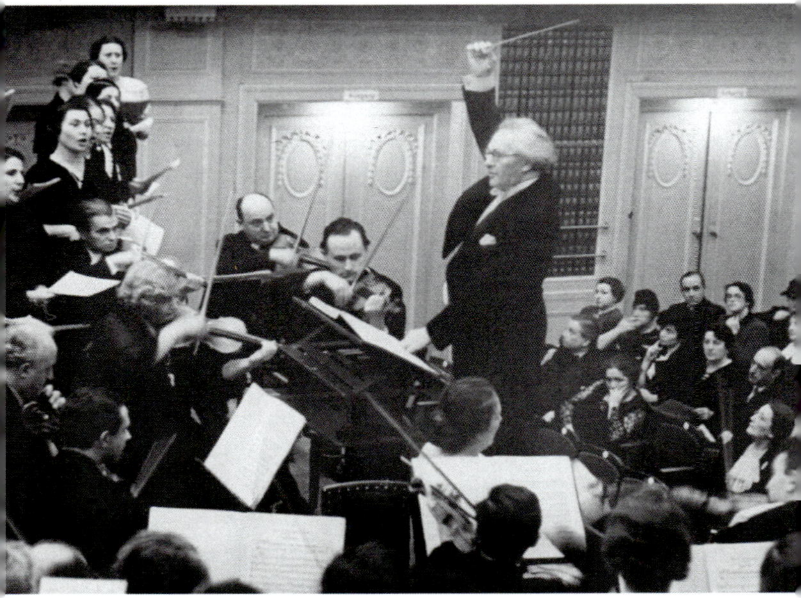

Kurt Singer dirigiert Israel in Ägypten *von G.F. Händel,*
Bach-Saal 1937
Bildarchiv Abraham Pisarek / akg-images

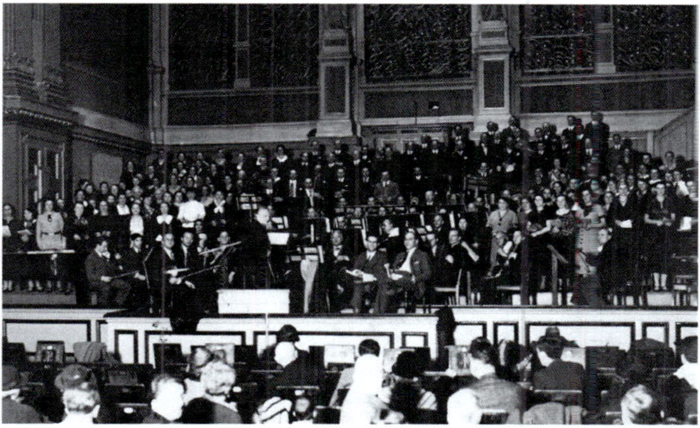

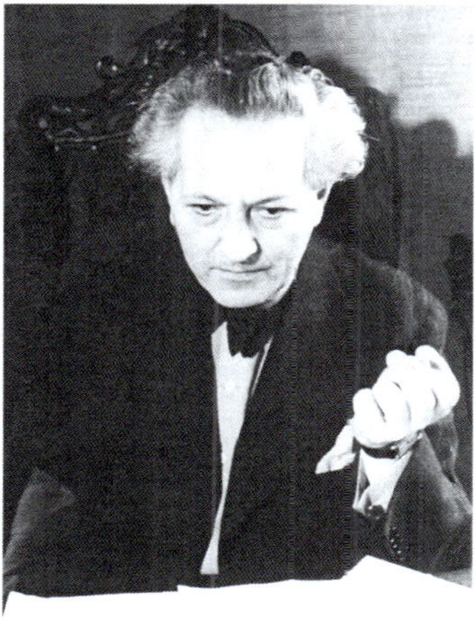

Kurt Singer dirigiert Judas Maccabaeus *von G.F. Händel, Philharmonie 1934*
Fotograf unbekannt
Theaterhistorische Sammlung, Sammlung Jüdischer Kulturbund, Institut für Theaterwissenschaft, FU Berlin

Kurt Singer, Berlin um 1935
Bildarchiv Abraham Pisarek / akg-images

ganz zum Abschluss kommen wir ja alle nicht.«[29] Mit seinem Berliner Ärzte-Chor erntete Singer große Erfolge, von den ersten bescheidenen Vorträgen bis hin zur großen kompakten chorischen Wirkung. Vor allem die Aufführung neuer Werke, wie mit Ochs erprobt, gaben ihm und dem Chor den Nimbus herausragender Originalität, Qualität und Präsenz, was Hans Teßmer in seiner Festschrift zum 20-jährigen Bestehen als ein »lebensvolles Stück Berliner Musikgeschichte« würdigte.[30] Zumal der Chor sich in den schwierigen Jahren der Kriegs- und Nachkriegszeit habe behaupten müssen.
Seinen Probenraum hatte der Chor in der Winterfeldtstraße 16; dienstags von 20 bis 22 Uhr fanden die Proben statt. Bereits im November 1913 stellte sich der Chor der Öffentlichkeit mit einem Orchesterkonzert und einigen religiösen Werken, wofür er von Ochs im Brief vom 4.12.1913 anerkennende Worte erhielt: »Was mich aber überraschte, das war, wie gut Sie das Ganze leiteten. Nicht nur technisch, sondern auch äusserlich. Ich meine, sie sollten nicht nachlassen und nun die Sache erst weiter fördern.«[31] Ein Anfang war gemacht, Singer hatte von seinem Meister Lob und Ansporn bekommen. Es folgten Aufführungen mit vielen bekannten Messen und Kantaten. Doch Singer plante weiter – er wolle keine »chorische Gemütlichkeit«, sondern mit der Technik der »vokalen Polyphonie«

dem Geist der Zeit folgen. Diesen Anspruch suchte Singer nun in allen Phasen einzulösen. Den Kritiken zufolge war ihm das auch gelungen, die Leistungen hätten, wie es hieß, durch seine Erziehungsarbeit mehr und mehr an Format gewonnen.
Nach der Unterbrechung durch die Kriegsjahre wurde die Arbeit schließlich Ende 1917 zu einem kühnen Neuanfang: von Joseph Haydns *Schöpfung*, über das *Schicksalslied* von Johannes Brahms, Anton Bruckners *Tantum ergo* und *Ave Maria*, bis hin zum gewaltigen *Te Deum* im Januar 1924, das er ein weiteres Mal 1930 aufführte. Über Letzteres schrieb der Rezensent Walter Hirschberg: »Dr. Singer leitete das grandiose Werk mit jener Liebe und Ergriffenheit, mit der er sein Bruckner-Buch geschrieben hat [1924 veröffentlicht], zugleich mit jener dirigiertechnischen Überlegenheit, wie sie nur der aufbringt, dem auch kein Winkelchen der Partitur terra incognita blieb. Seine Begeisterung übertrug sich gleichermaßen auf Solisten und Orchester und auf seinen Aerzte-Chor, dessen respektable Leistung den hohen Ansprüchen gerecht wurde.«[32]
Viele Wertschätzungen seiner Konzerte folgten. Eine soll für sie alle stehen, in der es hieß, dass »von Singers Persönlichkeit die ganze Initiative« ausgehe und er als Dirigent »die Massen in ausgezeichneter Disziplin habe. […] Mit souveräner Beherrschung des Stoffes stehe er über dem Ganzen.« Immer wieder

wurde auch seine sorgfältige Pflege des deutschen Volksliedes hervorgehoben. Große Meisterwerke, wie die *h-Moll-Messe Missa solemnis* oder Verdis *Requiem*, waren für die kommenden Jahre geplant.
Doch mit dem 30. Januar 1933 änderte sich das Leben in ganz Deutschland, insbesondere für die deutschen Juden: Singer gründete und leitete den »Jüdischen Kulturbund« als eine jüdische Kulturinstitution für die aus dem kulturellen Leben ausgeschlossenen Berliner jüdischer Herkunft. Mit seinem Ärzte-Chor konnte er im Jüdischen Kulturbund als »Singer'scher Chor« erfolgreich weiterarbeiten, häufig zusammen mit anderen Chören, die alle, aus Mangel an den bisherigen Gelegenheiten, gern gemeinsam musizierten. Doch als die Diskriminierungen und Einschränkungen gegenüber den jüdischen Bürgern von Jahr zu Jahr zunahmen, der Jüdische Kulturbund selbst in seiner Existenz bedroht schien, richtete Singer 1938 zum 25-jährigen Bestehen des Chores in einem »Gruß an meinen Chor«[33] ermunternde Worte an seine Sänger, nicht ohne einen bedrückten Unterton. Nach einem Vierteljahrhundert sei der Chor noch immer vital und anfeuernd. Nun gelte es, den Mut nicht zu verlieren und getreu der Überzeugung von der gemeinsamen Aufgabe und von der »reinigenden Macht« des Gesanges, dem »unwägbaren Fluidum«, weiter zu machen. Ein Chor sei ein »Mosaik von Lebendigkeit,

ein Strömen und Pulsieren, eine gelockerte oder gebundene Bewegung in Tönen«. Diesem Chor gehöre sein ganzes Herz mit Dank und Treue, es bleibe ein Teil seins »künstlerischen Testaments«.

An der Hochschule für Musik – »Die Berufskrankheiten der Musiker«

Anerkennung über die musikalische Szene Berlins hinaus wurde Kurt Singer zuteil, als ihn Reichspräsident Friedrich Ebert zusammen mit anderen Vertretern der deutschen Wissenschaft und Kunst am 23.3. 1923 persönlich zu sich einlud.[34] Im selben Jahr erhielt er vom preußischen Minister für Kunst, Wissenschaft und Bildungswesen einen Lehrauftrag an der Staatlichen Akademischen Hochschule für Musik zu Vorlesungen über »Die Berufskrankheiten der Musiker und die Grenzgebiete zwischen Musik und Seelenleben«. Die Berliner Musikhochschule hatte einen internationalen Ruf, nicht zuletzt durch ihre Öffnung zur Moderne unter der Direktion des Komponisten Franz Schreker und einigen Komponisten als Lehrer für Neue Musik. Neben seiner Lehrtätigkeit initiierte Kurt Singer an der Hochschule eine ärztliche Beratungsstelle und wurde damit zur direkten Anlaufstelle für Musikstudenten in den Jahren bis 1932. Aufgrund seiner medizinischen und musikalisch-musikantischen

Erfahrungen schien er prädestiniert für diese Aufgabe. So entschloss er sich 1926 zu der Publikation über »Die Berufskrankheiten der Musiker«.[35] Die Lehrtätigkeit habe ihm die Möglichkeit gegeben, schrieb er im Vorwort, das Forschungsmaterial und die Studien anderer Kollegen außerordentlich zu sichten. Seine eigenen theoretischen Überlegungen würden nun durch die Praxis ausgebaut, gefestigt und modifiziert. Es ginge ihm, hieß es weiter, nicht um »theoretisch-physiologische Vorgänge«, sondern um das »praktisch Wichtige, sowohl hinsichtlich der Ursachen, Symptome und Heilungswege von Störungen, als auch was ihre hygienische und pädagogische Verhütung (Prophylaxe)« anbelange. Dabei lege er Wert auf die Feststellung, dass seine Hörer und Patienten ihm wichtige Lehrer gewesen seien. Was er niederschreibe, sei das Produkt jahrelanger Beobachtung und Erfahrung, Übung und Selbstkontrolle. Als sichtbaren Erfolg verzeichnete Singer einen allmählichen Rückgang der Berufskrankheiten unter Musikern.
Singer gilt heute als der Stammvater der Musikermedizin. In einem Gespräch mit der Autorin betonte Professor Dr. Eckart Altenmüller, Arzt und ausgebildeter Musiker, Direktor des Instituts für Musikphysiologie und Musikermedizin an der Musikhochschule in Hannover,[36] wie weitsichtig Singer das »bio-psychosoziale Krankheitsmodell« verstanden habe. Jede

Bewegung am und mit dem Instrument hänge grundlegend mit der Psyche zusammen. Singer sei mit dieser Erkenntnis seiner Zeit weit voraus gewesen. Er habe mit seinen therapeutischen Vorschlägen die erst heute umfassend entwickelten ganzheitlichen Heilungsansätze verfolgt. Von Bedeutung sei, dass Singer ein System entwickelt habe, mit dem in vieler Hinsicht auch heute gearbeitet werde, auch wenn inzwischen die Forschung und technische Entwicklung wesentlich fortgeschrittener sind. Auch Professor Dr. Alexander Schmidt, ebenfalls Arzt und Musiker und Leiter des »Kurt-Singer-Instituts für Musikphysiologie und Musikergesundheit« an der Berliner Musikhochschule Hanns Eisler, erklärte im Gespräch,[37] dass große Fortschritte auf dem Gebiet von Nervosität, Auftrittsangst und Lampenfieber zu verzeichnen seien, die Forschung könne dabei auf Singers Erkenntnisse zurückgreifen. Außerdem werde heutzutage auf die diesbezügliche Ausbildung der Lehrkräfte großen Wert gelegt, ebenso auf ein vielseitiges Beratungsangebot an die Studierenden.

In seinem Buch »Die Berufskrankheiten der Musiker« behandelte Singer neben der »Nervosität« auch »Seelische Abnormitäten – Grenzzustände« und »Beschäftigungsneurosen«. In weiteren Kapiteln befasste er sich mit »Seltenen Störungen der Berufstätigkeit durch Veränderung der Organe« und »Erkrankungen der

Stimme«, ferner mit der »Behandlung der Berufskrankheiten« und schließlich mit der »Heilwirkung der Musik«. Grundsätzlich ging es dabei um die Beschreibungen der konkreten Störungen, Beschwerden und Erregungszustände der Musiker. Es sei, schrieb er, immer der psychische Prozess beteiligt: »Die leichte Umsetzung seelisch bedingter Prozesse in körperliche Ausdrucksbewegung ist das Fundament der Tätigkeit des musikantischen Künstlers. Im Phänomen der Ausdrucksbewegung kann überhaupt erst künstlerisch Gestaltetes individuell erkannt werden. Die Ausdrucksbewegung ist der körperliche Effekt des seelischen Erfüllt-seins, sie ist die Brücke vom Einzelnen zur Welt.«[38] Stimmungsschwankungen und Berufsnöte der Musiker kannte Singer nur zu gut und meinte, dass ein Arzt, der ihnen helfen wolle, selbst ein Künstler sein müsse. Dem Arzt-Musiker-Verhältnis maßen auch Dr. Schmidt und Dr. Altenmüller eine große Bedeutung bei. Letzterer meinte, ein Arzt müsse vor allem sehr gut hören, um den Schmerz herauszuhören und zu verstehen, dazu müsse er dies in Worten erklären können, was Singer ganz offensichtlich gekonnt habe. Zuletzt sprach Singer von dem ihm so wichtigen Thema der Heilung durch Musik: »Musik ist eine Heilerin, eine Helferin. [...] Sie stärkt Wille, Geist, Energie, Muskel und Sehnen, das Gedächtnis, die inneren Organe, den Weg im Wechsel von Spannung und Entspannung.«[39] Es bedürfe des Übens als »Teil des Gedächtnisses«, es bedürfe der Ausdauer, bis nur noch »das rein künstlerische Geistige des Kunstwerks« zum Ausdruck komme. Singer holte in seinen Beschreibungen weit aus. Beim Lesen spürt man seine Selbstbeobachtung, seinen Ehrgeiz, Zusammenhänge zu erkennen und zu beschreiben, sein Hinwirken auf die Optimierung des eigenen Tuns, wie er es als Musiker immer schon mit sich selbst durchexerziert hatte. Wichtig waren ihm dabei Selbstkritik und das »Zurückdrängen von Eitelkeit und Selbstgefälligkeit«, was, wie Dr. Altenmüller bestätigte, auch für Singer selbst gegolten habe, dieser habe ohne Eitelkeit ganz im Sinne der Sache dieses Buch geschrieben. Nicht zu übersehen ist Singers Lust und Fähigkeit, zu beschreiben, zu erklären, zu unterweisen, wenn auch zuweilen weitschweifig und in einem blumigen Stil. Irritierend sind aus heutiger Sicht die an manchen Stellen benutzten Begriffe wie »minderwertig«, »höherwertig«, »Zuchtwahl«, »Höherentwicklung« oder »Ausleseverfahren«. Singer verwendete diese Worte nicht abschätzig gegenüber seinen Studenten, sondern versuchte vielmehr, neurologische beziehungsweise entwicklungsmäßige und lerntechnische Unterschiede zu benennen.

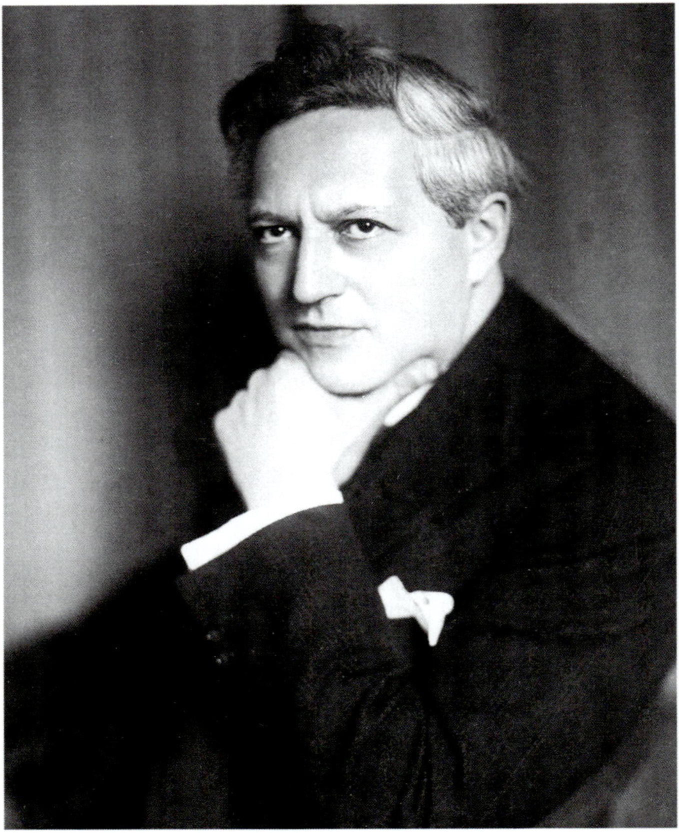

Kurt Singer, Berlin um 1925
ullstein bild – Suse Byk

Der Kritiker (1910–1927)

Auch wenn dem jungen Kurt Singer sein Abituraufsatz misslungen war, so konnte er sich später doch mit dem Schreiben einen Namen machen. Als Rezensent verfasste er Beiträge in verschiedenen Zeitungen, hielt Vorträge in der Berliner »Funkstunde«, die auch von anderen Sendern übernommen wurden. Dazu erschienen neben seinen medizinischen Beiträgen in diesen Jahren auch neun Bücher. All das entstand während seiner beruflichen Tätigkeit als Arzt und neben seiner Konzerttätigkeit mit seinem Ärzte-Chor und dem Orchester (die nötige Probenzeit inbegriffen). Ein ungeheures Arbeitspensum hat er erledigt, arbeitete schnell, reagierte auf kleinste Spannungen, behielt alle Dinge stets im Blick, wie Mitarbeiter berichteten, er schöpfte aus dem Reservoir seines großen Wissens und seiner Energien. Natürlich konnte er auf zuvor schon behandelte Themen zurückgreifen. Insgesamt aber wird die Bandbreite seiner Kenntnisse und Interessen deutlich, dazu die wortreiche Geschmeidigkeit seiner Schreibweise.

Bereits zum Ende seines Studiums sprachen er und auch sein Bruder, »cand. med. Alfr. Singer«, an der Universität Berlin über Richard Wagner – es hatten wohl beide Brüder ein Faible für den berühmten Komponisten. Mit großer Anerkennung wurde Singers Publikation aus dem Jahr 1913 aufgenommen: »Richard Wagner, Blätter zur Erkenntnis seiner Kunst und seiner Werke«. Die Kritik war einhellig. Singer habe in seinem Buch nicht nur »reichlich neue Gesichtspunkte für die Beurteilung«, sondern auch eine starke Anregung »für die Förderung des Verständnisses des Wagner'schen Kulturwerkes« aufgezeigt, er sei »ein Biograph von vollkommenen Qualitäten«.[40] Eine andere positive Rezension notierte, Singer habe auch deutlich die Schattenseiten von Wagners Charakter erkannt. Zu Anton Bruckner, den er sehr verehrte, meldete sich Singer mit mehreren Artikeln, 1924 folgte das Buch über dessen Chormusik. Wilhelm Furtwängler bezeichnete »den Bruckner« in einem Dankesbrief an Frau Singer als »ganz vorzüglich« und würdigte Singer zugleich als »Schriftsteller und Musiker, eine Kombination, die sehr selten ist und einzig ermöglicht, eine solche Aufgabe erfolgreich in Angriff zu nehmen«[41]. Auch als »mitwirkend« an dem Buch des Violinisten und Geigenlehrers Max Grünberg »Die Methodik des Violinspiels« (1910) wurde er genannt.[42]

Singers Tätigkeit als Musikkritiker beruhte auf einem Brief vom Oktober 1912, den Siegfried Ochs erhielt und an Singer weiterreichte. Eine Berliner Zeitung suchte einen »musikalisch und schriftstellerisch gewandten Herrn«, um Berichte über Konzerte zu schreiben.[43] Ochs meinte jovial, Singer habe vielleicht Lust dazu, es sei ja so gut wie keine Arbeit und später vielleicht als Sprungbrett zu nutzen. Singer griff zu, schon der Honorierung wegen. Seine erste Besprechung galt einer Aufführung der *Matthäus Passion* unter Siegfried Ochs. Darüber äußerte sich Ochs in einem Brief am 8.1.1913: Diese Besprechung stelle für ihn »eines der wertvollsten Dokumente über seine Aufführungen dieses Werkes« dar.[44] Das Repertoire Singer'scher Kritiken kann sich sehen lassen. Gelegentlich als »der bekannte Kritiker, Musikschriftsteller und Dirigent« vorgestellt, fanden sich seine Rezensionen in vielen Musikzeitschriften, so in der *Allgemeinen Musikzeitung*, in *Signale für die musikalische Welt*, in *Die Musik*, im *Vorwärts*, der Zeitung der SPD, in der Zeitschrift *Musikblätter des Anbruch*, in der *Zeitschrift für Musik*, in der *Tonkünstler Zeitung*, wenige Male in der von Siegfried Jacobsohn herausgegeben *Schaubühne*. Auch österreichische Zeitungen legten Wert auf Singers Beiträge, zum Beispiel die *Wiener Zeitung*, *Der Merker*, auch *Der Arbeiterwille* als eines der bedeutendsten linksorientierten Blätter Österreichs.

Mit den meisten Werken und deren Komponisten setzte sich Singer inhaltlich auseinander, besprach auch die Ausführenden, nicht zuletzt das konkrete »Handwerk« der Solisten, auch das des Dirigenten. Seine eigene Ausbildung und Tätigkeit kamen ihm hierbei zugute. Er urteilte streng, konnte begeistert dem Jubel im Saal zustimmen, aber auch harsch kritisieren und einem ihm ungenügend dünkenden Solisten den Wunsch nachsenden, nicht wiederzukommen. Vom Künstler verlangte er Mühen und Arbeit, wissend: »Was ist Arbeit in der Kunst? Ein Anfang, kein Ziel; ein Boden, kein Bau; eine Dämmerung, kein Licht«.[45] Seine Kritiken wirken im Nachhinein ehrlich und konstruktiv, von sicherer Kenntnis geleitet. Seine eigene Rolle als Kritiker reflektierte er zum Jahresausklang 1922 im *Vorwärts*: Er »verschreibe dankbar sein Herzblut, [...] im innigen Bestreben, andere herzulocken und nie ohne Respekt vor der Leistung, nie ohne ernste Prüfung des Gewissens«. Gleichzeitig ging er in seiner Schrift »Vom Unfug musikalischer Kritik« mit seinem eigenen Handwerk und dem seiner Kollegen ins Gericht, ohne sie jedoch zu veröffentlichen.[46]

Viele hochkarätige Konzerte und musikalische Highlights rezensierte Kurt Singer in all den Jahren. Besonders interessant für die Musikgeschichte sind drei Besprechungen zur »Neuen Musik«. Sie sollen kurz vorgestellt werden, beginnend mit der Erstaufführung von Franz Schrekers *Die Gezeichneten* an der Staatsoper im Januar 1921. »Als primäre Einfälle, die symbolische Bedeutung erhaltend und undefinierbaren, selbst unterbewussten Empfindungen nachtastend, melden sich Klänge von wahrhaft sphärischer, überirdischer

Schönheit. In den aus modernen und aus bewusst dagegen gerichteten falschen Harmonien gezimmerten Akkorden liegt eine Weichheit, eine Weihe der Stimmung, die selbst bei dem spielerisch-dekadenten Impressionisten Debussy noch nicht waren. [...] Eine Stunde bedeutet das Klangrausch. In vier Stunden schwächt es sich zur Manier. Und da erst wird man gewahr, wie dramatische Spannung auf der Bühne nicht von diesem Reiz der Instrumente leben kann. [...] Vielleicht ist er aber in der malerischen Schönheit seines instrumentalen Denkens der größte Anreger des kommenden Genius der Musikdramatik. So wollen wir ihn erkennen und lieben.« Dazu bewunderte Singer die Mühe, Bravour und seelische Anteilnahme der hervorragenden Solisten unter dem Dirigat Fritz Stiedrys.[47]

Dem Zwiespalt in der Entwicklung der zeitgenössischen Musik und ihrer Komponisten spürte er immer wieder nach. Blieb dabei selbst oft noch unentschieden in der Wertung, doch offen und ehrlich im Urteil über kompositorische Machart und das darin liegende Können. Er ahnte, ja er wusste, dass das Neue kommen werde und kommen müsse. Er hatte selbst schon gefordert, »stellt Originelles, Apartes, Modernes, Antiquiertes, Skurriles, Revolutionäres auf den Plan. [...] Heraus mit den Partituren!«[48] Eben dieses Neue, Moderne, Revolutionäre versuchte er seinen Lesern anzudeuten, zumindest einen Weg zu erstem Verstehen anzubahnen.

Knapp zwei Jahre darauf, am 14.12.1922, urteilte Singer wieder im *Vorwärts* über Arnold Schönbergs *Fünf Orchesterstücke Opus 16* folgendermaßen: »Zweifellos ist Arnold Schönberg in Deutschland eine der umwälzendsten Musikernaturen, eine Kraft und eine Flamme. [...] Seine ›*Orchesterstücke Opus 16*‹ sind Grenzscheide zwischen einst und jetzt. Das ist Entgötterung jeder heiligen Musikwelt, Zertrümmerung der Formfassade, Verbannung des metrischen Gleichmaßes, Zerbersten der Tonart. Was bleibt bei so unerhörter Revolution von dem alten Bestand? Ein Klang, auch ein Klangerlebnis, Impression ohne Programm. [...] Klang an Klang, alles schreitet und bewegt sich, kein Akkord haftet, kein Thema schafft sich Bahn. Der Geist erobert sich ein neues reines Werkzeug. [...] Zu dem Geist, zu der Akustik dieses Klanges wie zu der Verwandlung ästhetischer Begriffe wird noch ein Unnennbares, Höchstes, Vorbereitetes und – nicht Erfülltes hinzukommen müssen, um Musik eines anderen Jahrhunderts zu heißen.«
Singer schrieb dies unter dem Titel »Das Klang-Erlebnis«, und fast scheint es, als habe er Schönbergs Überlegungen gekannt, der in seiner »Harmonielehre« schrieb: »Ist es nun möglich, aus Klangfarben, die sich der Höhe nach unterscheiden, Gebilde entstehen zu lassen, die wir Melodien nennen? [...] Zukunftsphantasie! [...] von der ich fest glaube, dass

es jenem uns näher bringen wird, was Träume uns vorspiegeln. [...] Klangfarbenmelodien!«[49]

Über ein drittes Konzert der zeitgenössischen Neuen Musik, die konzertante Aufführung von Igor Strawinskys *Sacre du Printemps* unter Wilhelm Furtwängler schrieb Singer am 10.1.1924 wiederum im *Vorwärts*. Er beanstandete erst einmal die eher unwillige Haltung der »Erzkonservativen« unter den Zuhörern wie auch in der Leitung der Philharmonischen Konzerte, um dann mit Begeisterung fortzufahren: »Wie herrlich ist solch ein Kampf um eine neue Sache«. Diese Neuorientierung der Konzertszene Berlins sei doppelt zu begrüßen, erstens wegen der enormen Herausforderung für das Orchester, zum anderen weil Furtwängler, »noch nie in so leidenschaftlicher Bewegtheit«, sich als Beherrscher einer Partitur gezeigt habe, die wohl die schwerste, komplizierteste, trickhafteste aller Gegenwartspartituren sei. »Und das Werk? Kein Schöngesang, keine formal gradlinig gebaute Sinfonie, kein thematisch abgezirkeltes Kunstwerk. Der Schrei, das Rasen, das Lärmen, das mystische Verschwimmen der Farben, das Dissonierende und Chaotische prägen sich mit eigenem Sprachidiom des russischen Barbaren schwer in ein deutsches Gehirn. Aber das Urelement dieses Balletts heißt ja Rhythmus, heißt Bewegung um jeden Preis. Den hat es so grandios, so elementar, so blutgeladen gefunden, dass es in genialischem Wirbel hochreißt, taumelnd bezwingt. Man kann sagen: Strawinsky hat die Melodie des Rhythmus gefunden. [...] Man hört nicht nur, man sieht und fühlt. [...] Wohl fehlt noch eine letzte Reifung der Innerlichkeit, der Musikseele. Wir hoffen, dass sie kommt.« Wenn man bedenkt, dass dieses Werk nur elf Jahre zuvor in Paris wegen seiner völlig unerwarteten, nahezu archaischen Fremdheit in Inhalt und Rhythmik unter ausuferndem Tumult uraufgeführt wurde, dann ist Singer und wohl auch den meisten Zuhörern ein gewachsenes Verständnis solch neuen ungewohnten Musizierens zu bescheinigen.

Das »Alte« solle und werde nicht verschwinden, das wusste Singer. Und so erwartete er, »Zeitliches im zeitlichen Gewande« auszudrücken, fügte aber erläuternd hinzu: »Unsere Zeit hat einen anderen, einen gehetzten, schnellen, wechselvollen Rhythmus bekommen. Ihn spiegelt genial Strawinsky in seinem Werk. Unsere Zeit schreit, statt zu singen, sie ist misstönig in Mensch und Arbeit geworden. Sie sprengt alle Gesetzesketten und schmiedet neue. Andere Sehnsüchte, andere Stimmungen, andere Ordnungen: also auch ein anderes Gefühlsleben in der Musik. Schönberg ist der größte und befruchtendste Exponent dieses neuen Melos.«[50]

Ein weiteres Schönberg-Konzert im selben Jahr, *Pierrot lunaire*, fand bei Singer zwiespältige Aufnahme, bescheinigte aber der Idee des *Pierrot* ein »mögliches fruchtbares Überdauern in der krassen Loslösung vom Duft romantischer Märchenzeit«. Singer hatte sich auch selbst kompositorisch mit dem *Pierrot lunaire* beschäftigt, ein diesbezügliches Noten-Manuskript befindet sich im Kurt Singer Archiv in der Akademie der Künste Berlin. Auch einige Lied-Kompositionen, wie *Schließe mir die Augen*«, sind dort erhalten.[51] Es wurde in der Singakademie im November 1913 aufgeführt: »Dora Bernstein sang in der Umrahmung mit Schubert und Strauß fünf Lieder-Manuskripte von Kurt Singer, die nicht ganz reizlos erschienen, aber noch keine einheitliche, persönliche Gestaltung aufwiesen.«[52] An anderer Stelle wurden unter einigen Uraufführungen auch Lieder von Kurt Singer genannt.

In den Jahren 1925 bis 1927 fanden sich Beiträge von Singer in der österreichischen Presse, vor allem in der Zeitung *Arbeiterwille*. Es waren Beiträge zu Volksmusik, Volksliedern, zur musikalischen Bildung der Arbeiter, mit Titeln wie »Arbeitergesangskultur« oder »Musik als Heilmittel«. Ihm war die Förderung der Arbeiter-Musik und generell das Arbeiter- und Volkslied ein wichtiges Anliegen. Das Volkslied nannte er das »herrlichste Gebilde eigener Musiknationalität. [...] Die Musik kann Völker einen«. Dazu erwähnte er die von Alfred Guttmann inaugurierte Chorsammlung des Deutschen Arbeiter-Sängerbundes und die vom »Arbeiterrhythmus« bestimmten Werke von Ernst Krenek, Arthur Honegger oder Igor Strawinsky.[53] Schon seine Lehrer Siegfried Ochs und Max Friedländer hatten zu Volks- und Arbeiterliedern publiziert. Mit seinem Berliner Ärzte-Chor veranstaltete Singer immer wieder Konzerte mit »Ernsten und heiteren Volksliedern«. Diese wurden mehrfach im Radio übertragen.

Im ersten Drittel des 20. Jahrhunderts, als eine Aufbruchsstimmung alle Ebenen des gesellschaftlichen Lebens erfasste, erlangten nicht nur der Chorgesang, sondern die aktive musikalische Gruppen- oder sogar Massengestaltung große Bedeutung, ebenso der Tanz, die sogenannte Bewegungskunst. Arbeiter-Chöre und sozialistische Tanzgruppen entstanden an vielen Orten. Es bildeten sich große chorische Gemeinschaftswerke im Zusammenwirken von Tanzgruppen, reinen Gesangschören und Sprechchören. Ganz allgemein wurde das Kollektiv als positive, als die das Individuum stärkende Gemeinschaftserfahrung gewertet. Ob Singer solche Veranstaltungen mitgemacht oder auch nur gesehen hat, lässt sich nicht nachweisen. Doch enthusiastisch schrieb er: »Der wirkliche Freiheitsdrang stammt aus der Massenseele, aus dem Kollektivtemperament des Arbeiters. Im Mund des Arbeitenden wird der Ruf nach Freiheit zum Sturmgesang. […]

Das ist die neue Sehnsucht, der neue Klang, der neue Rhythmus, der neue Mensch. Revolution der Gesellschaft, lange bevor sie Wirklichkeit werden sollte, ist im Lied vorgeahnt. [...] Das Arbeiterlied ist eisenhart, lapidar, schwerschrittig, rhythmisch alarmierend geworden. Es hämmert sich in die Hirne, es ersetzt der Masse das Gebet.«[54] Wir wissen heute, wie schon kurz darauf dieser eisenharte, lapidare Gesang missbraucht und zu eigenen Zwecken instrumentalisiert wurde, zum Kampfgesang und zum Marschschritt in eine andere, eine tödliche Richtung.

Mit der »Konzertumschau« in der jeweiligen Beilage des *Vorwärts* war Singer für den Verlag der fast regelmäßige Musikreferent. Am 21.10.1927 informierte das Blatt über die zu erwartende Ernennung Singers zum Stellvertretenden Intendanten der Städtischen Oper: »Genosse Singer« werde die Musikkritiken aufgeben, doch in musikalischen Fragen »zu unsrer Freude« gelegentlich als Mitarbeiter erhalten bleiben.

Stellt sich die Frage: War Singer Mitglied der SPD? Karteien von SPD-Mitgliedern aus der Vorkriegszeit sind nicht vorhanden, man geht davon aus, dass sie 1933 aus Vorsicht oder später durch Bomben vernichtet worden sind.[55] In der Liste der Stadtverordneten der SPD in Charlottenburg und Berlin taucht der Name Kurt Singer nicht auf. Vermutlich war er nicht Mitglied, die Frage muss jedoch offen bleiben, trotz der einzelnen, auch journalistischen Aussagen, die Singers Mitgliedschaft zu bestätigen scheinen. Ob nun Mitglied oder nicht, ein gesellschaftspolitisch denkender Mensch war Singer von jeher, dazu empathisch den Menschen zugewandt. Julius Bab, der ehemalige Dramaturg des Kulturbunds, schrieb ihm zu seinem 50. Geburtstag am 11.10.1935: »Ohne jene Menschenliebe, jene volle Empfindungskraft auf dem Grunde Ihres Wesens, die der Einzelne immer wieder dankbar empfindet, wäre auch Ihr wunderbarer Dienst an diesem großen Ganzen [des Kulturbunds] nicht möglich. Hier fließt die Quelle, die all Ihr Schaffen speist.«[56]

Der Theatermann (1924–1932)

Mit dem anfänglich noch als Außenseiter formulierten Vermittlungsversuch für das Opernhaus Charlottenburg entstand für Singer ein ganz neues weitreichendes Arbeitsfeld. Die bis zuletzt wechselvolle Geschichte der 1907 als Großer Berliner Opernverein e. V. gegründeten und am 7.11.1912 mit der Oper *Fidelio* eröffneten Städtischen Oper Charlottenburg hat Kurt Singer vermutlich mit Interesse verfolgt, auch manchen Künstler aus der Szene gekannt. Dieses Auf und Ab des Opernhauses muss zum besseren Verständnis kurz erörtert werden.[57] Das Opernhaus war als Aktiengesell-

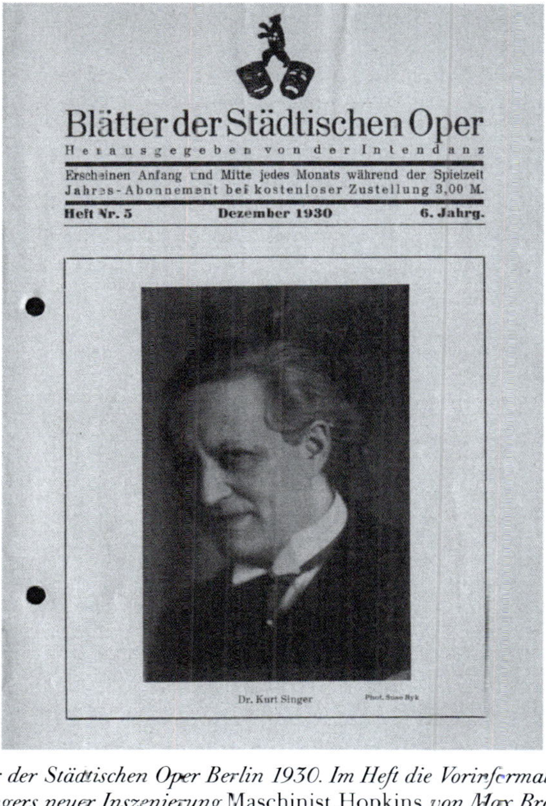

Blätter der Städtischen Oper

Herausgegeben von der Intendanz

Erscheinen Anfang und Mitte jedes Monats während der Spielzeit
Jahres-Abonnement bei kostenloser Zustellung 3,00 M.

Heft Nr. 5 — Dezember 1930 — 6. Jahrg.

Dr. Kurt Singer — Phot. Suse Byk

Blätter der Städtischen Oper Berlin 1930. Im Heft die Vorinformation zu Singers neuer Inszenierung Maschinist Hopkins *von Max Brand*
Theaterhistorische Sammlung Walter Unruh,
Programmheftsammlung, Institut für Theaterwissenschaft,
FU Berlin

schaft gegründet worden mit einem Vertrag zwischen einer »Betriebsaktiengesellschaft« der Stadt und der »Deutsche Opernhaus Betriebs-Aktiengesellschaft« des Opernhauses. Der aus beiden Gremien besetzte Aufsichtsrat sollte mit gemeinsamer Entscheidungsgewalt agieren. Diese Organisationsform bedingte eine ungünstige Abhängigkeit von den kommunalen Interessen durch deren Finanzkraft, die bis in die Zeit nach dem Zweiten Weltkrieg, den Wiederaufbau nach der Bombenzerstörung und der Teilung der Stadt Berlin andauerte.

Von Anfang an wirkte die neue Oper, prestigeträchtig »Deutsches Opernhaus« genannt, wie ein Magnet für Zuschauer über die Grenzen Charlottenburgs hinaus. Künstlerische Höhenflüge wechselten mit politischen, wirtschaftlichen und verwaltungstechnischen Problemen, die sich durch die kriegsbedingten Notzeiten und die 1920 erfolgte Eingemeindung Charlottenburgs zu »Groß-Berlin« ergaben. Um 1923/24 musste das Haus wegen interner Aktienspekulationen Konkurs anmelden. Es kursierte bereits das Gerücht, das Charlottenburger Opernhaus werde von einer Wiener Finanzgruppe übernommen. Mit »Wiener Schmäh« witzelte man, nur ein zünftiger Nervenarzt könne ein großes Opernhaus regieren. Eine Sanierungskommission schlug die Fusion des Charlottenburger Opernhauses mit der nur kurzzeitig von 1922 bis 1925 bestehenden »Großen Volksoper« vor. Einer der Befürworter der Fusion war »der Journalist und SPD-Stadtverordnete Dr. Kurt Singer«. Dieser war von der Charlottenburger Stadtverordnetenversammlung im August 1924 als Bürger-Deputierter in die Kunst-Deputation gewählt worden.[58] Er schrieb am 28.10. 1924 im *Vorwärts*: »Die Stadt Berlin muss ein Interesse daran finden (und findet es), für seine Bürger und Arbeiter eine große städtische Oper mit eigenem Haus zu haben. [...] Es gibt nur einen Weg der Gesundung, [...] Volksoper und Charlottenburger Oper müssen vereinigt werden, aber nicht durch die Machtmittel von Aktienpaketen, sondern auf dem Boden ökonomischer und künstlerischer Gedankengänge. Die Staatsoper, die Städtische Oper – das muss die Devise sein.«[59] Um den Fusionsvorschlag umzusetzen, wurde am 15.12.1924 eine Sonderkommission eingesetzt, zu deren Mitgliedern auch Dr. Kurt Singer gehörte. Das Opernhaus wurde nun in Städtische Oper umbenannt. Eine neue Ägide begann nach dem Umbau des Hauses 1925 mit Heinz Tietjen als Intendanten und Bruno Walter als Generalmusikdirektor. Dessen Ruf ging weit über die Berliner Musikszene hinaus und bescherte dem Haus für einige Jahre einen leuchtend musikalisch-künstlerischen Ruf, eine Art »Edelkonkurrenz« zur Staatsoper. Heinz Tietjen, ein äußerst ehrgeiziger und fähiger Regisseur und Theatermanager, aus Bres-

lau kommend und in der Berliner Stadtverwaltung als Sachverständiger sehr geschätzt, übernahm die künstlerischen und vor allem die administrativen Aufgaben und verfolgte dabei eigene Ambitionen, die nicht zuletzt in der obersten Etage der Staatsoper lagen. Und schon bald war Tietjen Staatsopernintendant. Er blieb gleichzeitig Intendant der Städtischen Oper.
Im Mai des Jahres 1926, Heinz Tietjen war inzwischen auch Generalintendant der Preußischen Theater Berlins, wurde die Staatsoper wegen Umbauarbeiten geschlossen. Nun wurde die Krolloper am Platz der Republik unter der Intendanz Otto Klemperers zum Aushängeschild der Berliner Theater. Sie ging durch die Mitarbeit der wichtigsten Neuerer der Szene, wie die des Dirigenten Alexander Zemlinsky, der Regisseure Jürgen Fehling oder Gustaf Gründgens, nicht zuletzt der Ausstatter Caspar Neher, Teo Otto, Oskar Schlemmer und anderer, als stilprägende Theaterkunst der Zwanziger Jahre in die Geschichte ein. Doch dank seiner starken Position erreichte Heinz Tietjen am 5.3.1931 das Aus für die Krolloper.
Das Haus an der Bismarckstraße erlebte in den Spielzeiten 1925 bis 1928 seine größten künstlerischen Erfolge, vor allem durch die musikalische Arbeit unter Bruno Walter und dem Regisseur Karl Heinz Martin. Nicht zuletzt galt auch das Ensemble mit den großartigen Sängern und Sängerinnen Maria Ivogün, Grete

Stückgold, Maria Olszewska, Alexander Kipnis, Wilhelm Guttmann als Garant für den Erfolg. Sie standen, da die Staatsoper noch immer nicht eröffnet war, der Städtischen Oper in diesen Jahren zur Verfügung. Doch als die geplante Wiedereröffnung der Staatsoper am 28.4.1928 endlich bevorstand, flossen erneut alle kommunalen Mittel in deren Etat, sodass der Verwaltungsvorstand der Städtischen Oper sich einschaltete.

Kurt Singer im Vorstand und als Intendant der Städtischen Oper

Das Handelsregister weist aus, dass »am 30.1.1928 der Arzt Dr. Kurt Singer in den Vorstand bestellt« wurde.[60] Wegen erneuter finanzieller Schwierigkeiten, mehr noch wegen der Eingriffe Tietjens in die Spielplangestaltung, verließ Bruno Walter im März 1929 das Haus, was fast einem Todesstoß gleichkam. Heinz Tietjen, in seiner nachweislichen Nähe zum Nationalsozialismus, drängte umso mehr auf eine Fusion mit der Staatsoper. Es entspann sich ein mit allen Mitteln geführter Existenzkampf zwischen beiden Opernhäusern, verschärft durch die wirtschaftlich desperate Situation der späten Weimarer Jahre und durch das weitere Erstarken der politischen Rechten.

Im Frühsommer 1930, noch vor Ende der Spielzeit, wurde Kurt Singer zum stellvertretenden Intendanten der Städtischen Oper gewählt, was in der Presse anerkennende Resonanz fand. Doch Tietjen versuchte, seinen bis zum 1.8.1930 laufenden Intendanz-Vertrag an der Städtischen Oper zu verlängern. Kurt Singer versuchte das zu verhindern, da er die eigenständige Arbeitsweise der Städtischen Oper unter Tietjen gefährdet sah. Tietjens Vertrag wurde nicht verlängert und in der Aufsichtsratssitzung vom 7.11.1930 wurde statt seiner nun Kurt Singer zum Intendanten der Städtischen Oper gewählt: »Alleiniges Vorstandsmitglied und Intendant der Städtischen Oper A.G. ist Herr Dr. Kurt Singer«.[61] Die Konzession für die Städtische Oper wurde Singer erteilt.

Für Tietjen, seit Ende Januar 1931 auch künstlerischer Leiter der Bayreuther Festspiele, blieb die Fusion der Städtischen Oper mit »seiner« Staatsoper noch immer das Ziel. Unter seinem Einfluss ließ der Aufsichtsrat bereits im Januar 1931 den Posten des Intendanten neu ausschreiben, obwohl Singer erst zwei Monate zuvor die Intendanz angetreten hatte und eine zeitliche Begrenzung nicht festgelegt war. Trotz dieses Affronts stellte sich Singer erneut zur Wahl. Als diese im Mai stattfinden sollte, waren mehrere Stadtverordnete der rechten Parteien Mitglieder im Aufsichtsrat und warfen in üblich verleumderischer Manier »dem jüdischen Sozialdemokraten Dr. Kurt Singer Misswirtschaft« vor.[62] Die mehrfache Verschleppung der Entscheidung und weitere Anschuldigungen ließen Singer schließlich von seiner Kandidatur zurücktreten. In der Presse konnte man lesen: »Generalintendant Tietjen hat sicheren Nachrichten zufolge die endgültige Ernennung Singers nicht gewünscht, weil Singer ihm nicht die Gewähr für die Zusammenarbeit mit der Lindenoper gibt, wie Tietjen sie sich denkt.«[63] Der Aufsichtsrat »unter besonderer Mitwirkung des Generalintendanten«[64] wählte am 16.5.1931 den Darmstädter Intendanten Carl Ebert, der sich keineswegs den Vorstellungen Tietjens beugte. Im Gegenteil. Ebert gelangen in jeder Hinsicht erfolgreiche, allgemein akzeptierte Spielzeiten, bis auch er aufgrund der Intrigen und rechtslastigen Seilschaften Tietjens 1933 die Städtische Oper verlassen musste.

In diesen turbulenten Wochen des Jahres 1931 heiratete Kurt Singer die glanzvolle Sopranistin der Städtischen Oper, Margret Pfahl, geboren 1897.[65] Sie hatte Erfolge gefeiert als Olympia in *Hoffmanns Erzählungen* oder als Violetta in *La Traviata*. In Singers Inszenierungen übernahm sie die Rolle der Isabella in *Armer Columbus* von Erwin Dressel und der Rosetta Falcari in *Das Spitzentuch der Königin* von Johann Strauß. Das Ehepaar wohnte in Berlin Charlottenburg, Mommsenstraße 56, wo Kurt Singer 1933 den Jüdischen Kulturbund gründete. Eine Plakette am Haus erinnert daran. Bereits 1935 kam es zur Scheidung. Kurt Singer war da aus politischen

Gründen bereits entlassen, Margret Pfahl verfolgte weiterhin ihre Karriere am Städtischen Opernhaus wie auch an der Staatsoper.

Kurt Singer als Regisseur 1930–1932

Kurt Singer inszenierte während seiner Zeit als stellvertretender und auch als im Amt bestätigter Intendant in den Jahren 1930 und 1931 fünf Opern.[66] So brachte er am 22.3.1930 Max Brands Fabrik-Oper *Maschinist Hopkins* zur Aufführung, ein herausforderndes Werk, dessen ungewöhnliches Instrumentarium auf der Bühne platziert war, unter anderem ein verstimmtes elektrisches Klavier, mehrere Saxophone, Sirenen, Donner- und Windmaschinen. Solches provozierte auf Seiten uniformierter Braunhemden im Saal lautstarke Missfallenskundgebungen, doch das restliche Publikum hatte offensichtlich Gefallen daran. *Die Musikblätter des Anbruchs* vom April 1930 schrieben von einem echten Publikumserfolg: »Der Intendant Dr. Kurt Singer [noch war er Stellvertreter] hat mit dieser Regieleistung einen auch von der gesamten Presse anerkannten ungewöhnlich großen Erfolg erzielt.« Die musikalische Leitung lag in den Händen von Fritz Stiedry. Erstmals zeigte sich hier das theatralische Handwerk Kurt Singers, sein Können und das Gespür für neuartiges Musiktheater mit ungewöhnli-

chen schauspielerischen und musikalischen Aufgaben, was ihm von der Beschäftigung mit den zeitgenössischen Kompositionen nicht ganz fremd war.
Als zweite Inszenierung am 22.11.1930 stand die Oper *Armer Kolumbus* von Erwin Dressel mit Paul Breisach am Pult auf dem Spielplan. Ebenfalls ein zeitgenössisches Werk mit einem stark besetzten Schlagwerk und weiteren Instrumenten auf der Bühne. Fritz Ohrmann schätzte in *Signale für die musikalische Welt* Singers sorgfältige Inszenierung, doch seine frühere Leistung von *Maschinist Hopkins* habe er nicht wieder erreicht Nach einer Probe sprach ein Freund des Komponisten, der junge Regisseur Kurt Baumann, Regisseur Kurt Singer an. Er habe, schrieb Baumann später, bei Singer in den Proben zu *Armer Kolumbus* eine Regiebegabung kennengelernt, die ihm völlig neu war, von diesem Augenblick an habe sein ganzes Leben eine entscheidende Wendung erhalten.[67] Auf eigenen Wunsch wurde er Singers Assistent. Was das Neue an Singers Regie war, erfahren wir von Baumann nicht, doch aufgrund von Rezensionen lässt sich erkennen, dass Singer mehr wollte als den bisher üblichen Schöngesang *en face* zum Publikum. Ihm ging es im Singen und im Spiel um die Wahrhaftigkeit, die die Musik in allen Phasen und Schattierungen ausdrückte. Er suchte eine neue Lebendigkeit auf der Bühne zu erreichen, wobei Körper, Geste, Wort und musikali-

sche Phrase ineinander verschmolzen, ein musikgetreues Spiel, wie es schon bald nach 1947 Walter Felsenstein in der Komischen Oper und viele nach ihm als »Musiktheater« realisierten.

Zwei Novitäten wurden im Februar 1931 dem Publikum vorgestellt: die Oper *Galathea* von Peter Braunfels und *Lord Spleen* von Mark Lothar, einem Schreker-Schüler. In beiden Opern ging es um das Don Pasquale-Thema zwischen altem und jungem Liebhaber. Doch nur letztere Oper erhielt echten Applaus, von Singer und Fritz Stiedry »mit Schwung und Tempo« geleitet.[68]

Als letzte Inszenierung der Spielzeit gelang Singer am 22.5.1931 ein gefeierter Erfolg mit dem Werk eines seiner Lieblingskomponisten: *Das Spitzentuch der Königin* von Johann Strauß. Diesmal mit Paul Breisach in der musikalischen Verantwortung. Die zwölf Repertoireaufführungen innerhalb der nur noch kurzen Spielzeit und die 13 weiteren in der folgenden müssen für Singer wohl eine Genugtuung gewesen sein nach der kurz zuvor erlebten Niederlage bei der Intendantenwahl.

Nach seiner Entscheidung zum Verzicht auf die erneute Kandidatur zum Intendanten fühlte sich Singer frei und folgte dem Angebot, »auf Einladung der Deutschen Kunstgesellschaft« im April 1931 in Agram, heute Zagreb, und in Belgrad zwei Aufführungen von Mozarts *Cosi fan tutte* und *Die Entführung aus dem Serail* zu inszenieren und zwar mit einem deutschen Gastspielensemble.[69] Auch an der Berliner Staatsoper konnte Kurt Singer als Gast im Juni 1932 noch eine Berliner Erstaufführung realisieren: *Wiener Blut* von Johann Strauß. Nur die unsterblichen Melodien stammten noch vom Komponisten selbst, die musikalische Grundkonzeption war nach dem vorhandenen Notenmaterial, Handlung und Text dazu frei entwickelt worden. »Für die Einstudierung wurde viel Sorgfalt verwandt«, schrieb Walter Hirschberger, und würdigte Erich Kleiber, »diesen Erzmusikanten«, ebenso die Inszenierung von Kurt Singer im Bühnenbild von Bruno von Arendt. »Der Beifall war nach allen drei Akten stark«.[70] Damit endete Singers Tätigkeit an Berlins öffentlichen Opernbühnen, nachdem er sich besonders an der Städtischen Oper seit 1924 in verschiedenen Gremien und Positionen eingesetzt hatte.

Schicksalswende (1933–1943)

Als Intendant der Städtischen Oper war Singer abgesetzt, eine nochmalige Inszenierung dort war ihm untersagt worden. Es hatte verschiedentlich Pöbeleien von Nationalsozialisten gegeben, ihm selbst war als »dem jüdischen Sozialdemokraten« in der Stadtverordnetenversammlung Misswirtschaft vorgeworfen worden, von seinem Lehrauftrag an der Staatlichen Hochschule für Musik war er wegen angeblicher Finanzschwierigkeiten bereits 1932 suspendiert worden. Was auf ihn zukam, hatte er zu spüren bekommen. Viele Menschen hielten die nationalsozialistischen Parolen für unrealistisch, die Ankündigungen Adolf Hitlers für in Deutschland nicht durchsetzbar. Doch dann, nach dem Triumph der NSDAP bei der Reichstagswahl im November 1932, ernannte am 30. Januar 1933 Reichspräsident Paul von Hindenburg Adolf Hitler, im dunklen Anzug mit Handschlag und devot gesenktem Kopf, zum Reichskanzler. Ein wirksames Schauspiel. Doch nur wenige glaubten, die neue Regierung werde sich lange im Amt halten. Für Singer bedeutete dieser Regierungswechsel den zwar nicht plötzlichen, doch nicht wirklich vorstellbaren Ausschluss aus der Öffentlichkeit.

Die administrativen und institutionellen Maßnahmen setzten die Nationalsozialisten in kurzer Zeit und

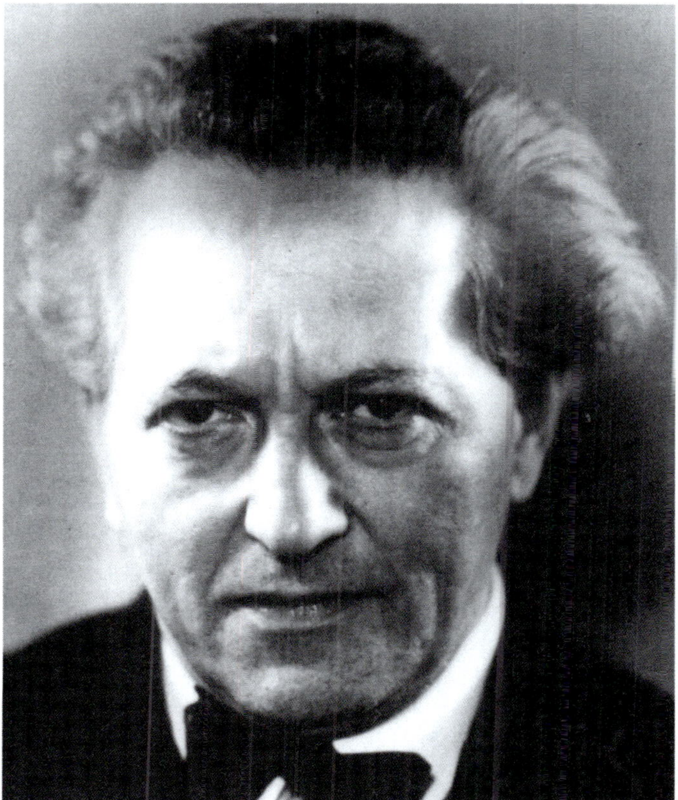

Kurt Singer um 1930/35
Mit freundlicher Genehmigung des Leo Baeck Instituts, New York

ohne erkennbaren Widerstand durch. Die in den geistigen und künstlerischen Berufen tätigen jüdischen Deutschen wurden als erste aus ihrem jeweiligen Wirkungskreis ausgeschlossen. Einige Weitblickende zögerten nicht lange, sahen sich entweder zur sofortigen Ausreise oder zu eigenständigem Handeln veranlasst. Im Rückblick schrieb der ehemalige Chefredakteur der *Jüdischen Rundschau*, Robert Weltsch: »Vielleicht darf man trotzdem sagen, dass es richtig war, 1933 die Juden vor Panik und Verzweiflung zu bewahren und sie zum eigenen Handeln im Rahmen der Möglichkeiten zu ermuntern, das heißt also den Rahmen zu schaffen, innerhalb dessen sie organisatorisch bestehen konnten.«[71]

Einen solchen Rahmen zu schaffen, schwebte Singer vermutlich vor, als Kurt Baumann, sein ehemaliger Assistent, mit der Idee eines »Kulturkreises« für ein »kulturelles jüdisches Eigenleben« zu ihm kam. Singer hatte ähnliche Überlegungen selbst schon angestellt. Beiden war klar, es müsse etwas geschehen, um der Verunsicherung und der Lethargie zu entgehen. Doch nicht nur galt es, Künstlern eine Arbeitsgrundlage zu schaffen, sondern es ging ebenso um die jüdischen Bürger Berlins, um einen Ort, an dem das musik- und theaterbegeisterte jüdische Bürgertum wieder eine »Heimat finden konnte, so lange es noch möglich war«, wie Kurt Baumann in seinen Memoiren schrieb.[72] Ein

Theater musste es sein! Wie jedoch die jüdischen Berliner darauf reagieren und ob die Behörden ein solches Vorhaben überhaupt genehmigen würden, war noch völlig offen. Schaut man sich heute im Wissen um die unfassbaren Verbrechen der Nazis die Geschichte und Entwicklung des Jüdischen Kulturbunds an, dann erscheint sie dramatisch und zugleich unsinnig und grotesk in ihrem am Ende vergeblichen Tun und Wirken, welches schließlich zum Instrument ihres eigenen Untergangs umgemünzt wurde. Andererseits wird deutlich, es ging um das konkrete Dasein, um die persönlichen Lebensperspektiven, um Verunsicherung und Angst, um Hoffnung, Mut und Selbstvertrauen, auch wenn einige Mitwirkende dieser Unternehmung misstrauten und sie als Ghettoisierung nur bedingt akzeptierten oder gar ablehnten. Es ging um das Gefühl, ein geistig lebendiger, interessierter, in der Kunst tätiger beziehungsweise teilhabender Mensch zu sein, und sich nicht wie ein geprügelter Hund mit eingezogenem Schwanz aus dem eigenen Haus jagen zu lassen.

Es soll im Folgenden weniger auf den Kulturbund im Einzelnen eingegangen werden – dieser ist ausführlich dargestellt in dem Buch der Autorin »Gegen alle Widerstände. Der Jüdische Kulturbund 1933–1941« –, sondern vor allem auf die Person und die Tätigkeit Kurt Singers als dem Gründer und Leiter des Kultur-

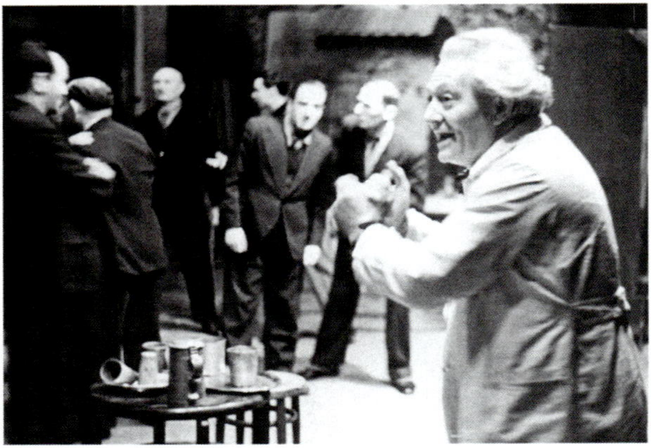

Kurt Singer auf der Probe, Kulturbund 1937
Bildarchiv Abraham Pisarek / akg-images

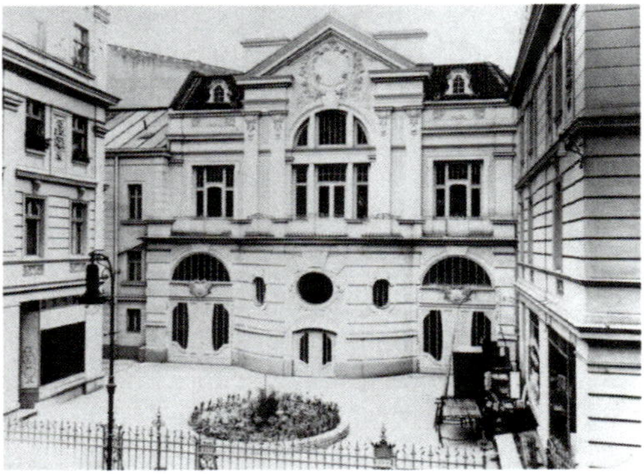

Berlin, Theater in der Kommandantenstraße
Bildarchiv Abraham Pisarek / akg-images

Kurt Singer, Berlin 1933, rückseitig beschriftet von Julius Bab: Vor der geplanten Gründung des Kulturbunds
Herbert Sonnenfeld, Jüdisches Museum Berlin, Ankauf aus Mitteln der Stiftung Deutsche Klassenlotterie Berlin

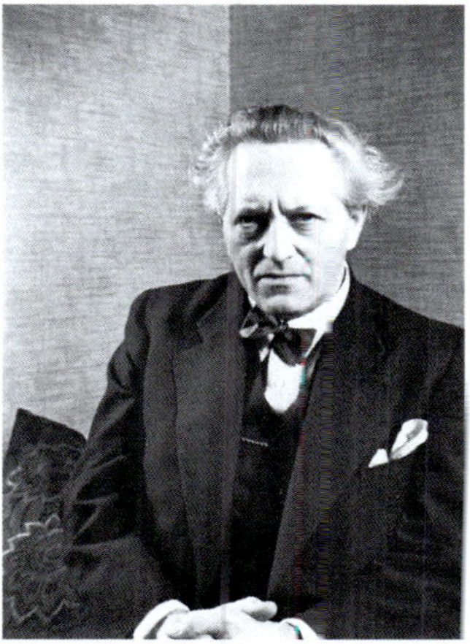

Kurt Singer und Joseph Rosenstock beim gemeinsamen Musizieren, Berlin Dezember 1933
Herbert Sonnenfeld, Jüdisches Museum Berlin, Ankauf aus Mitteln der Stiftung Deutsche Klassenlotterie Berlin

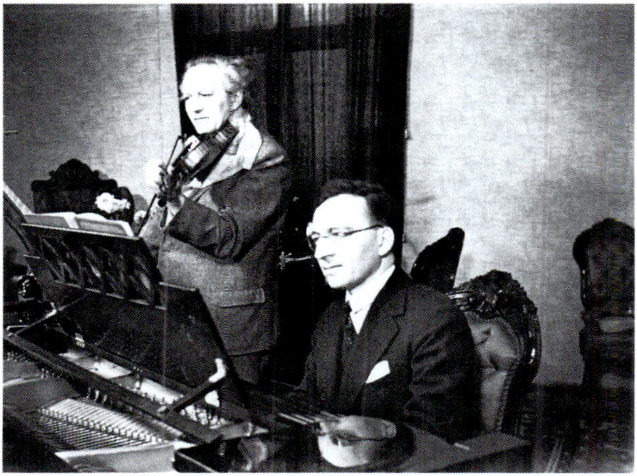

bunds. Die neue Institution sollte Konzerte, Oper, Schauspiel, Lesungen, Rezitationen, schon bald auch Ausstellungen anbieten. Das Organisatorische, dazu ein Finanzplan und das künstlerische Programm wurden ausgearbeitet; das Personal, Bühnenvorstände, Musiker, Sänger, Schauspieler, Tänzer und sämtliche Mitarbeiter für die Verwaltung und die Werkstätten wurden aus ganz Deutschland engagiert – es gab ja reichlich aus den Theatern Entlassene. Hinzu kamen noch die sogenannten Umschichtler als in der Theaterarbeit unerfahrene zusätzliche Mitarbeiter. Schließlich beschäftigte der Kulturbund in seinem riesigen Apparat über 200 Personen pro Jahr, insgesamt bot der Kulturbund in den acht Jahren seines Bestehens über 2000 Mitarbeiterinnen und Mitarbeitern einen, wenn auch kleinen, Lebensunterhalt und damit auch inneren Halt.

Den ausgearbeiteten Plan mit der Bezeichnung »Kulturbund Deutscher Juden 1933« (1935 musste er in »Jüdischer Kulturbund« umbenannt werden) reichte Kurt Singer am 2.6.1933 den Behörden ein, was in der angespannten Lage nur er als anerkannte Persönlichkeit wagen konnte. Noch waren die Beamten irritiert und unschlüssig, wie sie mit einem solchen Antrag verfahren sollten. Schließlich ließ Preußens Ministerpräsident Hermann Göring seinen Staatskommissar Hans Hinkel, Leiter des Theaterausschusses, über den Antrag entscheiden. Er entschied positiv, zumal ihn Göring auch gleich zum allein zuständigen Ansprechpartner für den Kulturbund einsetzte. Propagandaminister Joseph Goebbels ernannte Hinkel 1935 zum »Sonderbeauftragten für die geistige und kulturelle Tätigkeit der Nichtarier«. Nun wurden die Bedingungen ausgehandelt: Es durften nur jüdische Künstler vor einem jüdischen Publikum auftreten, »arische« Zuschauer waren nicht gestattet, ebenso wenig öffentliche Werbung und Kartenverkauf. Verboten wurden sukzessive die Werke der deutschen (nichtjüdischen) Autoren und Komponisten, doch mit den Werken der ausländischen und der originär jüdischen in- und ausländischen Künstler ließ sich ein reicher, ausgewogener Spielplan gestalten. Mit Werbeveranstaltungen in Synagogen und kleineren Sälen wurde das Publikum im Sturm gewonnen, der Zuspruch war viel größer als erwartet und sollte es all die Jahre in nur leicht wechselnder Anzahl bleiben.

Dies war zweifellos eine der ungewöhnlichsten »Verhandlungen« zwischen Nationalsozialisten und Juden, denn nur in den wenigsten Fällen gab es überhaupt Erörterungen oder gar Verträge. Allerdings, wie sich herausstellen sollte, gab es zwischen Hans Hinkel und Kurt Singer auch ein gewisses »Verhandlungsklima«. In der jüdischen Gemeinde munkelte man, Singer habe Hinkel hypnotisiert, dies könnte als Hinweis gesehen werden, dass Singer mehr erreicht hat, als zu erwarten gewesen war. Hans Hinkel (1901–1960), aus kleinbürgerlicher Familie, bereits mit 20 Jahren in die NSDAP eingetreten, galt Kulturbundmitarbeitern als »eher weichlich, kein brutaler Nazi, ein Künstlertyp«. Man sprach sogar von seiner »Hass-Liebe« allem Jüdischen gegenüber.[73] Extrem ehrgeizig und machtbewusst, mit gleichzeitig einem starken Minderwertigkeitsgefühl, bewunderte er Singer, ja »verehrte«[74] ihn. Schließlich war Singer ein großer Künstler, ein Mann von Welt mit Flair und Charisma, Hinkel sonnte sich in seinem Glanz. Dass er dazu auch noch Macht über ihn hatte, bestätigte sein Ego. Es ist anzunehmen, dass Singer mit seiner Menschenkenntnis und als Psychologe Hinkel sehr schnell durchschaute, ihm die unterschwellig begehrte Anerkennung entgegenbrachte und so alle Möglichkeiten ausschöpfte, um dem Kulturbund den Handlungsspielraum zu erhalten und möglichst noch zu erweitern.

Die meisten Überlebenden erzählten in Interviews, wie sehr man sich untereinander der zwiespältigen Situation bewusst war, von den Nazis manipuliert und instrumentalisiert und gleichzeitig vom Publikum gebraucht und geschätzt zu werden. Auch bestätigte der ehemalige Dramaturg Herbert Freeden, dass unter den Vorständen heftig über diese unüberbrückbare Diskrepanz diskutiert wurde, um am Ende überzeugt zu sein, »dass der Kulturbund den Juden eine moralische Stütze war«.[75]

Die Eröffnung des Kulturbunds am 1.10.1933 mit Lessings *Nathan der Weise* wurde ein voller Erfolg. Kurt Singer machte zu Beginn in einer Ansprache deutlich, dass es um mehr ginge als um Theaterspielen, dass es um den inneren Zusammenhang zwischen Bühne und Publikum gehe. Nie sei im Theater das Geben und Nehmen so sehr in eins verschmolzen wie in dieser Zeit. Er sprach von der »Schicksalsgemeinschaft, wir Juden in Deutschland, wir deutschen Juden.«[76] Von Anfang an bildete diese ›Schicksalsgemeinschaft‹ der deutschlandweit entstandenen Kulturbünde eine große Gemeinde. Am Ende bestand sie aus über 70 000 Mitgliedern. Für sie alle, Künstler wie Zuschauer, galt bis zum bitteren Ende Singers Wort vom Miteinander und Füreinander, so lange es möglich war.

Auch die erste Opern-Premiere *Figaros Hochzeit* von Mozart am 14.11.1933 unter der Leitung von Joseph Rosenstock fand einhellige Zustimmung in der Presse: Es sei ein Fest gewesen für das Publikum, in dem die Begeisterung und die Dankbarkeit für diese großartige Leistung sich vermengten. Mit dieser Inszenierung stellte sich Singer erstmals dem neuen Publikum als Regisseur vor. Für die künstlerische Leistung wurde er bejubelt, vor allem wegen der originellen Ideen und spielerischen Einfälle. Mit dem Einwand des Kritikers

Ludwig Altmann, dass Singer an manchen Stellen etwas zu viel des Guten getan habe, indem er »jede einzelne Phrase des Orchesters im Spiel der Sänger deutlich zu machen und damit das Akustische aufs engste auf das Optische zu übertragen« versucht habe.[77]

Auf der Opernbühne trat Kurt Singer mehr als Regisseur denn als Dirigent in Erscheinung. Nach *Figaros Hochzeit* inszenierte er noch elf weitere Opern. Dabei überzeugten sowohl seine bewährte Manier einer musikalisch-schauspielerisch ausgefeilten Darstellung, wie es in den meisten Besprechungen hieß, als auch gegebenenfalls die Konzentration auf das Statuarische der Figuren. Singers letzte Inszenierung am 1.10.1938 war Verdis *Rigoletto*, die von Rudolf Schwarz dirigiert wurde, eine musikalisch wie schauspielerisch »temperamentvolle Aufführung, ein großer Erfolg und ein vielversprechender Auftakt« in die neue Spielzeit.

Als Dirigent betreute Singer viele Konzerte im Wechsel mit den Kollegen. Nicht zuletzt dirigierte er die großen Händel-Chorwerke, immer mit seinem Singer'schen Chor: *Judas Maccabaeus*, *Belsazar* und das Festkonzert zu seinem 50. Geburtstag am 24.10.1935 mit einer Bachkantate und dem *Schicksalslied* von Brahms. Sie fanden alle in der Philharmonie statt. Auch für andere Konzerte des Kulturbunds stand in den ersten Jahren die Philharmonie zur Verfügung. Im Bach-Saal wurde Händels Oratorium *Israel in Ägypten* gegeben, von da an, 1936, durfte der Jüdische Kulturbund nicht mehr in öffentlichen Räumen auftreten. Für weitere große Konzerte nutzte man die Berliner Synagogen. Auch als Violinist stand Singer auf dem Podium, so in der Sonderveranstaltung im Dezember 1933 mit einer Mozart-Violinsonate, zusammen mit Joseph Rosenstock und anderen Künstlern. 1935 wurde er, wie alle Kollegen, aus der Reichsmusikkammer ausgeschlossen. Seinem Führungsstil zollte das Personal im Künstlerischen wie im Menschlichen »tiefsten Respekt für die Ausgewogenheit zwischen einer sachlichen Führung und der seelischen Verbundenheit«.[78]

Während viele Mitarbeiter im Lauf der Jahre Engagements im Ausland erhielten, konnte der unermüdliche Mitstreiter Fritz Wisten, da er in einer »privilegierten Mischehe« lebte, in Berlin bleiben. Diesem gefeierten Regisseur und Schauspieler übertrug Kurt Singer 1936 die Oberspielleitung des gesamten Schauspielsektors mit weitreichenden Kompetenzen. Es stand Vertrauen gegen Vertrauen, zwei einander ebenbürtige, selbstbewusste, entscheidungsstarke Führungspersönlichkeiten. Doch die letzte Entscheidung über all das, was das Kulturbund-Theater machte, die Gesamtverantwortung, sah Singer, wie er in einem Brief an Wisten erklärte, eindeutig bei sich, dem Intendanten. Auch bei Meinungsverschiedenheiten würde letztlich er entscheiden. Er wusste sich in der Verantwortung sowohl den Mitgliedern des Kulturbunds wie dem Verwaltungsrat und nicht zuletzt der Regierung gegenüber. Schließlich fühlte er sich als Leiter des »Reichsverbands der jüdischen Kulturbünde in Deutschland« (RJK) auch sämtlichen Kulturbünden und damit der jüdischen Öffentlichkeit gegenüber verantwortlich.[79] Der von Singer erwähnte Reichsverband war der 1935 erzwungene Zusammenschluss aller inzwischen deutschlandweit entstandenen jüdischen Kulturbünde, die, ähnlich wie der

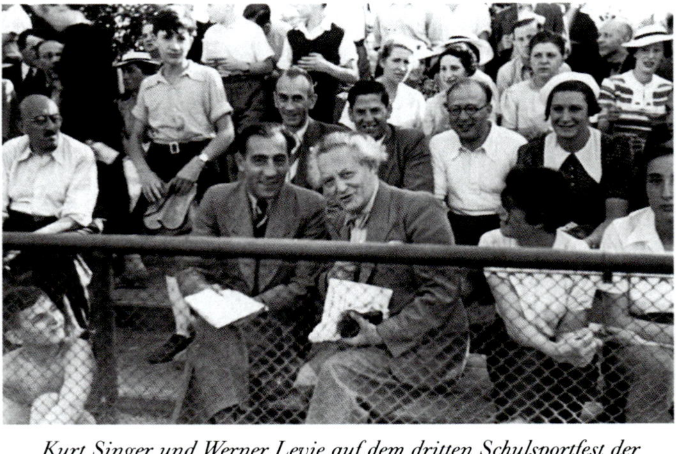

Kurt Singer und Werner Levie auf dem dritten Schulsportfest der Berliner jüdischen Schulen, Berlin 25. August 1937
Herbert Sonnenfeld, Jüdisches Museum Berlin, Ankauf aus Mitteln der Stiftung Deutsche Klassenlotterie Berlin

Berliner Kulturbund, in der eigenen Gemeinde und in umliegenden Städten Veranstaltungen anboten. Diese bedeuteten für die jeweiligen Gemeindemitglieder eine bereichernde und unterhaltende, immer ersehnte Abwechslung.
Das Jahr 1938 war in vielerlei Hinsicht ein Jahr der Entscheidung. Der Kulturbund feierte sein fünfjähriges Bestehen, doch längst hatte sich die Situation für die jüdische Bevölkerung durch Schikanen aller Art und durch immer rigidere Maßnahmen aufs Äußerste zugespitzt. Dadurch wurden die Juden mehr und mehr eingeschüchtert, gedemütigt, diskriminiert und aus der Gesellschaft fast gänzlich ausgeschlossen. Die Nazis hatten ein unerschöpfliches Repertoire an bürokratischen Verordnungen, mit deren Befolgung die Menschen unbewusst nur die Vorarbeit leisteten zu ihrem eigenen Untergang. Diese Situation analysierte der Soziologe Zygmunt Bauman in seinem Buch »Dialektik der Ordnung – Die Moderne und der Holocaust«: »Unter dem Druck der Herrschaftsverhältnisse arbeiteten […] die Juden ihren Unterdrückern in die Hände und unterstützten den eigenen Untergang, während jede einzelne Handlung rational gesehen doch nur das Überleben sichern sollte.« Und er fährt fort: »Eines der wichtigsten Merkmale von Herrschaft in der modernen Gesellschaft ist die Fähigkeit moderner rational-bürokratischer Apparate, eigene Zielset-

zungen unter Mitwirkung jener, deren Interessen das zuwiderläuft, zu verwirklichen.«[80]
Politische Ereignisse des Jahres 1938, der »Anschluss« Österreichs, der daraus resultierende Flüchtlingsstrom Richtung Deutschland, Ausschreitungen und erste Zerstörungen von Synagogen in Süddeutschland, die ergebnislose Flüchtlingskonferenz von Evian, die schwelende Sudentenkrise und das Münchner Abkommen, diese Vorzeichen eines drohenden Krieges gaben Anlass zu äußerster Besorgnis. Immer mehr Juden versuchten, Deutschland zu verlassen. Auch für den Kulturbund wurde es personell und finanziell immer enger. Singer dachte ernstlich daran, die Opernsparte zu schließen. In den ersten Oktobertagen schrieb er dennoch, im Bewusstsein der für alle spürbaren Unsicherheit, mit dem ihn immer wieder tragenden Optimismus an seine Mitarbeiter: »Schwere Jahre haben wir uns durch Arbeit und Erfolge erträglich gemacht, viel Leid und Not gemildert durch die Anspannung im Betrieb und durch unentwegte Versuche, uns künstlerisch auf der Höhe zu halten. Und vielen Tausenden war unser Werk Beglückung, Stolz, Erhebung. Uns selbst war es mehr: Selbstbehauptung im Künstlerischen, im Menschlichen, im Jüdischen. Das geht nicht verloren. Das wird uns geleiten auch durch die schwerste Krise hindurch.« Mit seiner Zuversicht wollte er überzeugen »von Sinn

und Notwendigkeit« aller Mühen, wollte »glauben an uns selbst und an unseren Wert: das sei die Devise!«[81] Fritz Wisten verstand nur zu gut Singers Belastungen und Sorgen um das ganze Unternehmen Kulturbund, nicht zuletzt um den Bestand der Opernsparte, die nicht zu halten war. Seine Antwort voller Herzlichkeit und Anerkennung folgte in einem Brief: »Diese Arbeit hätte nicht geleistet werden können und vom Nathan bis zum Rigoletto geführt, wenn nicht Ihre zähe Energie, Ihre besessene Liebe zum Werk, dem wir alle dienen, Ihre künstlerischen Impulse und Ihre kompromisslosen Forderungen uns stets und immer wieder vorwärts getrieben hätten. – Möge es uns gegönnt sein, unter Ihrer Führung noch weitere 5 Jahre und darüber hinaus den jüdischen Thespiskarren in gleicher Weise durch alle Fährnisse hindurch zu steuern.«[82] Den Ausweg suchte Singer mit dem Plan, den gesamten Kulturbund mit allen Künstlern und Mitarbeitern (soweit möglich) und allem beweglichen Inventar in die USA zu transferieren, nachdem ein solches Unterfangen nach Palästina Monate zuvor durch ein kurzfristiges Verbot gescheitert war.

USA und Amsterdam

Nach der *Rigoletto* Premiere reiste Singer am 18.10.1938 in die USA, um einflussreiche und finanzstarke jüdische Institutionen oder Persönlichkeiten als Sponsoren für den Transfer zu gewinnen. Auch persönliche Besuche waren geplant. Die Reise finanzierte er mit einem Kredit, für den er seine zukünftigen Gehaltsforderungen von 393,08 RM monatlich und sein Kontoguthaben von 1 391,57 RM an die Bank des Jüdischen Mittelstandes abtrat.[83] Auch hatte er im Juni 1937 im jüdischen Auktionshaus Perl einen Großteil seiner Bücher versteigern lassen, ein umfangreiches Konvolut, das vermutlich weit unter Wert veräußert wurde. Unter den Hammer kamen fünf Bände der Mozart-Briefe, die erste kritische Gesamtausgabe von 1914 für 25 RM. Bachs *Matthäus-Passion*, Faksimile der Original-Handschrift für 50 RM; Bachs *Passionsmusik*, die Partitur, herausgegeben von Siegfried Ochs – ein wohl schwerer Entschluss. Ob Shakespeare, Schiller oder Goethe, Gesamtausgaben, ob Wagner, Nietzsche, Molière, Jean Paul, Schopenhauer, Lessing, Kant, Lenz, Poe und viele andere, rund 60 Lots für insgesamt 2.086 RM.[84] Ob er die Summe tatsächlich erlöst hat, ist nicht bekannt. Der Anlass für den Verkauf sei sein Umzug, gab er an. Doch der Grund für den Umzug und auch für die Versteigerung nannte er nicht. Stand er privat, finanziell, politisch unter Druck? Was mag für den so belesenen Kurt Singer der Verlust seiner Bücher bedeutet haben? Stefan Zweig schrieb in seinem Essay »Das Buch als Eingang zur Welt«, dass »die Gabe oder die Gnade, weiträumig zu denken, diese herrliche und einzig richtige Art, die Welt anzuschauen, nur dem zuteilwerde, der über seine eigene Erfahrung hinaus die in den Büchern aufbewahrte einmal in sich aufgenommen« habe.[85]

In den USA fand Singer für sein Vorhaben keine Unterstützung, doch er selbst bekam Angebote als Musikwissenschaftler an die »Young Men Hebrew Association« in New York und noch an eine der renommiertesten Universitäten der USA, die Yale University in New Haven. Als er die Nachricht von den November-Pogromen in Deutschland hörte, nahm er das nächste Schiff nach Europa. Er wollte nach Berlin, wollte eingreifen, helfen, retten, was zu retten war. Doch Presseberichte und Briefe aus Berlin erreichten ihn rechtzeitig mit der zwar erfreulichen Nachricht, dass das Haus des Kulturbunds in der Kommandantenstraße auf Anweisung Goebbels nicht zerstört worden war, dieser jedoch verlangte, dass weitergespielt werde. Zusätzlich erhielt er die dringende Warnung, nicht nach Deutschland weiterzureisen, denn sonst werde er von der Gestapo verhaftet. So blieb er nach schwerem Grübeln einsam und unglücklich in Amsterdam.

In einem förmlichen Brief verabschiedete er sich im Dezember 1938 von Hans Hinkel, überzeugt, dass Künstler, Geldmittel und ein Publikum fehlten, um den Kulturbund weiterzuführen. Er trauere um ein Werk, »an das ich mein ganzes Leben hätte verschenken mögen«.[86] Mit der »vorzüglichen Hochachtung« wahrte er seine Höflichkeit, die er wie eine Art Selbstschutz benutzte und die ihm die Distanz ermöglichte. Seinen Mitarbeitern, nicht zuletzt seiner Intendanz-Sekretärin und engen Vertrauten Ruth Abelsdorff gegenüber, hielt er im Brief vom 8.12.1938 seine Gefühle nicht zurück: »Meine sehr Verehrten, Lieben! Wenn ich diesen Brief zu Ende geschrieben haben werde, ohne dass mir das Herz brach, dann weiß ich, meine Nerven sind aus Stahl. […] Ohne die Möglichkeit zu helfen, schaue ich von einer einsamen, ganz einsamen Ferne Ihnen meinen besten Helfern zu, flügellahm wie die Wildente. Der Vergleich mag weiter gezogen werden: ich bin im tiefen Herzen blutig geschossen worden. Der Kulturbund ohne mich, ich ohne den Kulturbund: das ist das Ende.« Singer erinnerte sich in diesem langen Brief an das nicht endende Ringen um Geist und Sinn jüdischer Kulturbundarbeit. »Welch ein Zusammenstehen selbst im Widerspruch! Welch ein mutiges Sich-Stützen, wenn der Grund schwankte! Welch ein kollegiales gegenseitiges Sich-Fördern, welch ein Gewinn für uns, welch größerer für die Gesamtheit der Juden! Das

ist unverlierbarer Besitz geworden für alle Zeit. [...] Und so muss ich Ihnen nach langer Prüfung und Wartezeit zurufen: Nehmt meine Herrlichkeit und Krone hin, die Leiden nicht, wovon ich König bin.« Sein Dank und seine Liebe umfasse sie alle, schrieb er weiter. Doch für ihn gehöre die Idee »Kulturbund« der Geschichte an. Er hoffe, dass seine Mitarbeiter noch an den Rest ihrer Aufgabe glaubten, während er sich selbst als ungläubig und hoffnungslos bezeichnete und keine Lösung mehr sähe. Doch er wolle weiterhin sein Möglichstes tun, Wünsche und Bewerbungen weiterzuleiten. »Leben Sie wohl! Halten Sie Ihre Kräfte zusammen. Seien Sie einig. Und halten Sie den Glauben, den jüdischen Glauben hoch! In unwandelbarer Treue – trotz allem: Ihr Kurt Singer.«[87]
Noch waren die Niederlande nicht besetzt. Anfänglich korrespondierte Singer mehrfach mit Ruth Abelsdorff, um ihr, aber auch anderen Mitarbeiterinnen und Mitarbeitern, für eventuelle spätere Anstellungen Zeugnisse zu schreiben. Ruth Abelsdorff dankte ihm überschwänglich und schickte Karten, Papiere, Almanache. In seinen Briefen klangen seine große Verlassenheit und Sehnsucht an. Er litt unter der Trennung von den Kollegen und der Arbeit. Am 1.1.1939 schrieb er ihr, von Rudolf Schwarz habe er einfühlende Post erhalten, seine und Fritz Wistens Briefe seien ihm »Heilmittel« gewesen. Im Haus der Freundin Vera Consuelo Hirsch,

wo er häufig zu Gast war, zeitweise auch wohnte, hatte er ein Klavier zur Verfügung. Er schrieb, er habe einmal mitten in der Nacht für sich allein einen Händel-Chor gespielt. »Er hat geholfen wunderbar.« Offensichtlich erhielt er gelegentlich Post, auch von den Kindern. So schrieb er an Ruth Abelsdorff: »Allmaehlich finden die Kinder in der Schweiz auch besseren Contact zu mir, worueber ich wahrhaft beseeligt bin. Ich gebe mir Muehe, sie fuer spaeter nach USA zu ziehen. So hat das Unglueck an sich auch glueckhafte Momente.«[88] Er begann, für einen kleinen Hörerkreis musikwissenschaftliche Vorträge vorzubereiten, die auch Anne Frank und ihre Schwester besuchten, am Ende waren es über zwanzig. Außerdem stellte er wieder einen Chor zusammen, mehrere Konzerte scheint er realisiert zu haben – insgesamt ein kleines Plus für die Haushaltskasse und die unentbehrliche Zigarette. In der Hoffnung, bald in die USA ausreisen zu können, verbesserte er seine Englischkenntnisse. Außerdem stürzte er sich zukunftsperspektivisch, doch wohl auch Halt und Ablenkung suchend, auf seine musikwissenschaftliche Arbeit. Zwei fertiggestellte Manuskripte »Das Welt-Repertoire der Oper« und »J. S. Bachs Kantatenwelt« konnte er 1942 für einen sofortigen Vorschuss von 500 Niederländischen Gulden einem dortigen Verlag überlassen, zusätzlich auch in englischer Übersetzung. Es bot sich ihm sogar die unerwartete

Gelegenheit einer Inszenierung in Delft: *Fidelio*, dirigiert von seinem Freund Karel Mengelberg.[89]
Nach dem Einmarsch der deutschen Truppen am 10.5. 1940 und den sofort eingesetzten Maßnahmen, hörte man allerorts von Verhaftungen aufgegriffener Flüchtlinge, hörte, dass viele versuchten unterzutauchen. Singer fühlte sich einsam, er musste mehrfach seine Wohnung wechseln, musste um Aufnahme bitten, war auf fremde Hilfe angewiesen. Die Mitarbeit in der Kulturorganisation in der Schouwburg, die der ebenfalls nach Amsterdam geflüchtete ehemalige Kollege Werner Levie aufgebaut hatte, lehnte Singer ab, blieb aber mit wenigen der dort gestrandeten Künstler in lockerem Kontakt. Einige Freundschaften entstanden mit Holländern.
Sein über das Niederländische Rote Kreuz gesendete Telegramm vom 17.1.1942 an Vera Consuelo Hirsch, die mit der Familie inzwischen nach Argentinien hatte ausreisen können, klang fast zuversichtlich: »Feel well, thinking of you all, trying to get the permit for emigration. Economical matters alright. Be calm, my dear Kurt«.[90]
Die Bemühungen um ein Visum hörten nicht auf. Er schrieb Gesuche, erhielt auf Anfrage Referenzen von Heinz Tietjen und Wilhelm Furtwängler, wartete erneut, füllte wieder und wieder Formulare aus. Schließlich sollte er tatsächlich ein Visum nach Cuba erhal-

ten. Doch es zerschlug sich, wie so vieles in jener Zeit und ohne, dass man den Grund erfuhr. Letzte Hoffnung: USA. Aufgrund seines polnischen Geburtsortes sah er kaum noch Chancen für sich und bemühte sich daher um ein sogenanntes Non-Quota-Visum. Seine Korrespondenz mit dem American Jewish Joint Distribution Committee zog sich hin, es fehlte noch immer das Geld für die Überfahrt. Sein Schwager, Siegmund Nitke, unterstützte ihn finanziell aus New York, auch von anderen Gebern kam Geld zusammen. Und endlich schien der Weg frei, die Ausreisegenehmigung war erteilt, das Transitvisum vorhanden, die Schiffspassage bezahlt. Doch in diesem Augenblick, inzwischen waren die USA in den Krieg eingetreten, schlossen die amerikanischen Konsulate. Singer konnte das schon sichere Visum nicht mehr abholen. Nun war es zu spät. Er wusste es. »Ich muss weiterbleiben, so man mich lässt, und das Los Aller tragen«.[91]

Briefe waren nur noch sporadisch möglich, er machte sich Sorgen um seinen Bruder, von den Kindern hörte er schon lange nichts mehr. Die Einsamkeit und das Warten wurden zur bitteren Qual. Depressionen überfielen ihn. Zwar kannte er die Vorgehensweise und Ziele der Nazis, dennoch trat er 1942 dem Beirat des von der deutschen Besatzung eingesetzten »Joodsche Raad«, des Jüdischen Rates, bei. Dies war die Verwaltungsstelle, die die nicht-holländischen Juden erfassen, ihr Vermögen registrieren und einen geordneten »Weitervollzug« gewährleisten musste. Der Grund für diesen Schritt lässt sich nur vermuten, Einsamkeit, Schutz, Hoffnung auf mehr Informationen, die Verbesserung seiner Lage? Die Tage und Monate wurden immer bedrückender, wieder war Bekannten die Ausreise gelungen, andere waren untergetaucht oder wurden verhaftet. »Mein gesammelter, immer wieder aktiver Optimismus ist in sich zusammen gesunken«, hatte er bereits in seinem Abschiedsbrief an die Mitarbeiter geschrieben, »ich bin dieser Elementarerschütterung unseres jüdischen Daseins gegenüber kraftlos, haltlos geworden.«

Für die Zeit Anfang 1943 lässt sich nicht mehr genau ermitteln, was Singer tatsächlich entschieden hat, wann und auf welchem Weg er nach Theresienstadt deportiert wurde. Aussagen und Daten widersprechen sich und die handschriftlichen Rote-Kreuz-Telegramme verwirren die Erkenntnis vom Zeitablauf zusätzlich. Doch im Grunde ist der genaue Hergang nicht von Bedeutung.

Es sind einige Telegramme in jenen Tagen über das Niederländische Rote Kreuz von Singer verschickt worden: am 1.5.1943 an seine Tochter Margot in Jerusalem, Conservatoire Hauser: »Dank für gute Nachricht. Versuche du für mich Austauschliste. Telegramm folgt. Meine Adresse Theresienstadt bei Prag [das Wort

›Judenlager‹ hatte er dick wieder ausgestrichen] Bin gesund. Gott schütze dich. In Liebe Papi.«[92] Ebenfalls am 1.5.1943, ein zweiter Stempel zeigt das Datum 11. Juni 1943, an Vera Consuelo Hirsch: »Abreise Theresienstadt Protektorat Böhmen in Anerkennung meiner Verdienste um die Kunst. Bleibt ohne Sorge. Ich halte durch. In Liebe Kurt.«[93] Im Interview berichtete Paula Salomon-Lindberg, Singer habe sich freiwillig für das »Vorzugslager« Theresienstadt gemeldet.[94] Es scheint wenig plausibel, dass Singer den Versprechungen der Nazis vom »Vorzugslager« für »Verdienstjuden« wirklich glaubte. Doch er mag es sich eingeredet haben, so allein und zermürbt wie er war von den Enttäuschungen und vom jahrelangen Warten. Vielleicht ein spontaner Entschluss. Er konnte sich vermutlich nicht vorstellen, unterzutauchen und hoffte und glaubte, in Theresienstadt eher zu überleben als in Amsterdam, wo inzwischen die Juden für »Kopfgeldprämien an Niederländer« gejagt und zu Tausenden »nach dem Osten« abtransportiert wurden.[95] Die »Ost-Transporte« waren ganz besonders gefürchtet. Theresienstadt schien in jedem Fall der kleinere Schrecken. Vera Consuelo Hirsch beteuerte in einem Brief an den Autor Eike Geisel aus dem Jahr 1989, Singer habe »keinen Augenblick erwähnt, dass er sich freiwillig nach Theresienstadt gemeldet« habe, »überhaupt nichts von einer Deportierung«. Sie verwies auf Singers letzten

Brief vom 11.4.1943 und das handschriftliche Telegramm vom 11.6.1943. Das von Mengelberg angegebene Deportationsdatum, 19.4.1943, bezeichnete sie als fragwürdig.[96]

Theresienstadt (1943–1944)

Anfang Mai kam Kurt Singer in Theresienstadt an. Die häufige Behauptung, er sei in Westerbork inhaftiert gewesen, ist falsch. Seine erste Mitteilung aus Theresienstadt auf einer Postkarte vom 7.5.1943 an seinen Freund Silten zeigte ihn noch zuversichtlich. Er sei gut angekommen, wohne in Q 410, werde bei der Freizeitgestaltung musikantisch mitarbeiten, »Briefe und Pakete kommen hier gut bei Empfängern an. Post funktioniert ausgezeichnet. Leider von Ihnen allen noch keine Nachricht. [...] Von Herzen alles Gute wünschend und mit viel Sehnsucht bleibe ich ihr aller Kurt Singer.«[97] Die von den Nazis für prominente Persönlichkeiten versprochene »Vorzugs«-Situation als Weltkriegsteilnehmer und »Besitzer des EK II und bedeutender musikwissenschaftlicher Schriftsteller«[98] wurde ihm vermutlich nicht zuteil. Denn im »Theresienstadt-Konvolut« und im »Prominentenalbum« der jüdischen Selbstverwaltung ist er nicht verzeichnet. Ob er dennoch eine bessere Wohnbedingung und

Lebensmittelrationen erhielt, ist nicht gesichert.[99] Allerdings, Erna Nitke, die Schwester Singers, berichtete in Briefen an Ruth Abelsdorff aus den Jahren 1943 und 1944, sie habe von Freunden in Argentinien erfahren, dass ihr Bruder zwei Mal monatlich Essenspakete erhalte, ein andermal schrieb sie, Kurt sei im Februar bei bester Gesundheit. Andere Informanten hätten ihr gemeldet, Singer sei an einem Herzinfarkt gestorben, trotz bester medizinischer Betreuung.[100] Diese Informationen aus zweiter und dritter Hand sind nicht verlässlich, teilweise sogar falsch.

Wir wissen nicht, wie Singer das Ghetto tatsächlich erlebt hat, wie er mit den herrschenden Zuständen von der katastrophalen Überfüllung des Lagers, von Hunger, Elend, Krankheiten, Schmutz, den völlig ungenügenden sanitären Anlagen und mit dem Ungeziefer aller Art zurechtkam. Wie er auf einer hölzernen Pritsche in einem überfüllten Zimmer im Quartier Q 410 in der Neugasse 10 hat schlafen können, wie er all das ertragen hat. Die ebenfalls inhaftierte Pianistin Alice Herz-Sommer schrieb in ihren Lebenserinnerungen über Singer, sie habe »Gefühl und Mitleid mit diesem alten ehrwürdigen Musikkenner« gehabt, der sich »einsam und wie verloren in sein Häftlingsschicksal gefügt« habe.[101] Singer tat nun das, was er immer in seinem Leben getan hatte: Er machte sich an die Arbeit, sah Möglichkeiten in seinem Metier, etwas für die anderen zu tun. Wie bekannt und vielfach bezeugt, lebte ein künstlerischer und intellektueller Geist in Theresienstadt. Die Wachmannschaften hatten eine jüdische Selbstverwaltung gestattet. So entwickelten die Künstler und Wissenschaftler, die in großer Zahl in diesem »Vorzugslager« gefangen waren, künstlerische Vorstellungen aller Art, auch Laien wirkten mit. Durch sie und ihre todgeweihten Mitgefangenen entstand eine geistig-aktive Atmosphäre, Ausdruck des Bedürfnisses nach einem Gegengewicht zu der erbärmlich-trostlosen Situation. Auch Singer begann wieder Vorträge zu halten, die er mit entsprechenden Klavierbeispielen virtuos untermauerte. Die Titel seiner Vorträge zeigen, dass er weniger die musikwissenschaftliche Seite darlegte, als vielmehr die gerade an diesem Ort notwendige menschlich-künstlerische Beziehung zur Musik. Alice Herz-Sommer, die sich mit Singer in beider tiefem Musikverständnis angefreundet hatte, schrieb noch, Singer habe in Theresienstadt als Musikkritiker eine »überragende Rolle im Theresienstädter Kulturleben« gespielt. Eine weitere Stimme war Gerty Spies, die nach der Befreiung voller Bewunderung Singer ein Denkmal setzte: »Wo soll ich die Ehrentafel errichten für den Mann, dessen musikhistorische Vorträge – von musikalischen Darbietungen illustriert – uns so hinreißend der Zeit entrückten, dass wir uns nachher an die Stirn griffen: Wo bist du eigentlich?« Seine Vorträge seien die geistige Nahrung, die alle Häftlinge wie ein Magnet angezogen hätte. »Theresienstadt konnte dich nicht ganz töten; in uns Wenigen, die wir die Freiheit wieder gesehen haben, lebst du weiter.«[102] Andere Stimmen nannten ebenfalls begeistert seine Vorträge, nicht zuletzt sein Klavierspiel. So konnte Singer noch einmal die Menschen begeistern, ihnen Trost und Kraft vermitteln. Die ungezählten Veranstaltungen in Theresienstadt, insbesondere die musikalischen, wurden für die Gefangenen immer wieder zum Ereignis. Doch im Grunde spielten sie sich irgendwo zwischen Tragödie und Farce ab. Den Tod vor Augen spielten und sangen die Künstler mit aller Inbrunst für ihre Mitgefangenen, vergaßen dabei sich selbst und gaben ihren Zuhörern das Gefühl von Würde und Menschlichkeit.

Ein Informationsblatt, welches im Lager kursierte und auch zu den künstlerischen Tätigkeiten Stellung nahm, brachte vereinzelt Beiträge von Kurt Singer. Am bekanntesten wurde seine große Anerkennung der Kinderoper *Brundibár* von Hans Krása. Außerdem seine bewundernd kritischen Ausführungen im *Musikalischen Brief Nr. 4* über Verdis *Messa da Requiem* im September 1943.[103] Er nannte die Aufführung des Dirigenten Rafael Schächter und des gesamten Chores, der ohne Noten sang, einen triumphalen Erfolg: »mit absoluter Sauberkeit, rhythmisch und dynamisch jedem Wink Schächters folgend, der auswendig dirigierte«. Doch die Wahl dieser christlichen Totenmesse empfand Singer als unangebracht. Es hätte ein Werk sein sollen, das die jüdische Dramatik mit einem *Israel* oder *Judas Maccabaeus* zum Ausdruck gebracht hätte. Dieses Verdi Chorkonzert musste nach 15 Aufführungen ein letztes Mal auf Adolf Eichmanns persönliche Anordnung am 23.6.1944 vor der Delegation des Internationalen Roten Kreuzes aufgeführt werden. Anschließend ließ Eichmann alle Sänger und auch Rafael Schächter nach Auschwitz deportieren. Singer hat das nicht mehr erleben müssen. Ebenso wenig den Film *Hitler schenkt den Juden eine Stadt*, den der Schauspieler und Regisseur Kurt Gerron im Auftrag der Nazis im Herbst 1944 drehen musste. Auch Kurt Gerron wurde anschließend deportiert.

Im Winter 1943/44 erkrankte Singer, geschwächt von Hunger, Kälte und Elend, an einer Lungenentzündung. Die Schauspielerin Käthe Starke kam zufällig mit der Putzkolonne in seinen Raum, sie kannte ihn aus Berlin. Später beschrieb sie diesen eindrücklichen Moment: »Er lag gleich rechts neben der Tür auf seiner schmalen harten Holzpritsche – Hallo Mädchen, sagte er, als wir mit Schrubber und Wasser hereintraten, komm setz dich zu mir – die vollen Haarbüschel an seinen Schläfen waren silberweiß und sein durchgeistigtes Gesicht so transparent, schon gar nicht mehr

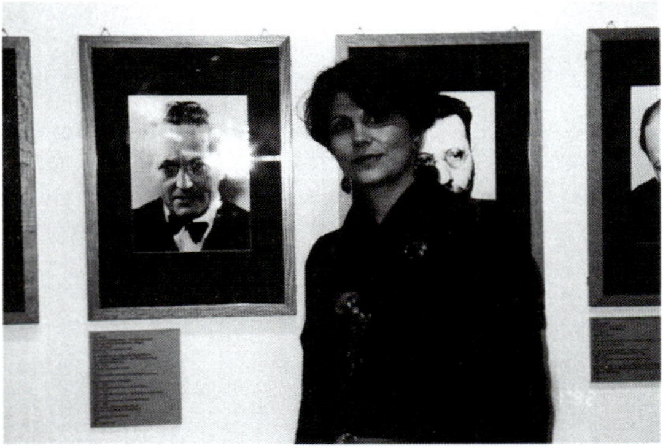

Michal Peleg, Enkelin von Kurt Singer, vor dem Bild ihres Großvaters Ausstellung Jüdischer Kulturbund 1992. Mit freundlicher Genehmigung von Michal Peleg

von dieser Welt.« Sie redeten von den Zeiten des Kulturbunds, und schließlich rezitierte Singer aus Fausts »Osterspaziergang«. Sie ließ sich forttragen von seiner Stimme, »die lichte Vision an diesem Novemberabend in der dunklen Höhle, die uns umschloss … Ich habe Dr. Singer nicht wieder gesehen. Sein Bett gehörte bald einem anderen.«[104]

Wenige Tage später »wurde Singer zum Sterben in das Siechenheim verlegt.«[105] In dieser ›dunklen Höhle‹ starb Singer am 7.2.1944. Doch ein letzter Schimmer lag über seinem Sterben: Alice Herz-Sommer »besuchte ihn auch dort mehrmals und dankte ihm für seine Zuwendung. Sie hielt seine Hände, als er starb.«[106] In seinen letzten Stunden war Singer nicht allein.

Die Nachricht von seinem Tod sprach sich im Lager schnell herum. »Man war tief erschüttert, als sich die Kunde von seiner schweren Erkrankung verbreitete und nach einigen Tagen das Ende erfolgte. Vale! Wenn hier Verdis *Requiem* ertönt, dann ist es jedes Mal eine Totenfeier für Kurt Singer, für alle die bedeutenden Männer, die hier in Theresienstadt gestorben sind.«[107] Das schrieb Philipp Manes, der »Chronist« von Theresienstadt, ein Mitgefangener, der neben seinen Berichten über das Ghettoleben auch einen Teil der künstlerischen Aktivitäten organisierte. Am 28.10.1944 wurde auch er nach Auschwitz deportiert.

Erst im Laufe des Sommers 1944 erfuhren auf unterschiedlichen Wegen Singers Mitarbeiter in Berlin, die Kinder in der Schweiz und in Palästina, seine Schwester in den USA, Ruth Abelsdorff in London und viele Freunde an verschiedenen Orten von seinem Tod. In der *New York Times* erschien im Sommer eine Todesanzeige, auch Erna Nitke setzte eine Anzeige »im Namen der Hinterbliebenen«. Herbert Freeden, der einstige Dramaturg, veröffentlichte einen Nachruf im New Yorker *Aufbau*.[108] Er würdigte Kurt Singer als »eine der markantesten Erscheinungen der deutschen Judenheit. Im Jahre 1933 spürte man in diesem Arzt und Musiker einen Menschen von seltener Größe. Als das deutsche Judentum zusammenbrach und Schauspieler, Musiker und Künstler von den Bühnen und

Konzertpodien verjagt wurden, war es Singer, ein einziger, der aufstand und zur Sammlung aufrief. Inmitten von Panik, Untergangsstimmung, behördlichen Schrecken und Pogromdrohungen gründete er ein jüdisches Theater in Nazi-Berlin: den Jüdischen Kulturbund. Es war die Freiheit der Kunst, die er der Sklaverei der Nazis entgegenhielt. Denen, die mit ihm zusammen arbeiten durften, war er Freund und Meister zugleich. [...] Kurt Singer war Seelenarzt und Künstler.« Und seiner Zeit weit voraus.

Publikationen von Kurt Singer

»Zur Klinik der Lungen-Carcinome« (Dissertation, Leipzig 1908) // »Richard Wagner, Blätter zur Erkenntnis seiner Kunst und seiner Werke« (Berlin 1913) // Neurologische Arbeiten 1910–1920, zusammengefasst in einem Band // »Lehrbuch der Neurologischen Diagnostik« (Urban & Schwarzenberg, Berlin/ Wien 1921) // »Vom Wesen der Musik«. Kleine Schriften zur Seelenforschung (Stuttgart 1924) // »Bruckners Chormusik« (Deutsche Verlagsanstalt, Stuttgart 1924) // »Die Berufskrankheiten der Musiker« (Max Hesses Verlag, Berlin 1926, Neuauflage hg. von Albert Salomon, Berlin/Wunsiedel 1960; in englischer Übersetzung, New York 1932) // »Heilwirkung der Musik«. Beitrag zur musikalischen Empfindungslehre (Verlag Püttmann, Stuttgart 1927) // »Musik und Charakter«. Gedanken zur Gegenwartskrise der Musik. Eine Streitschrift. Heinz Tietjen in Verehrung (Universal Edition, Wien/Leipzig 1929) // »Siegfried Ochs. Der Begründer des

Philharmonischen Chores« (Werk Verlag zu Berlin, Berlin 1933) // »Das Welt-Repertoire der Oper« und »J. S. Bach's Kantatenwelt« (abgeschlossene Manuskripte, zusätzlich in englischer Übersetzung, von einem Holländischen Verlag angenommen, Leiden 1942. Ob die Manuskripte tatsächlich verlegt wurden, konnte nicht ermittelt werden.)

Anmerkungen

1 Paula Salomon-Lindberg: *»Mein c'est la vie-Leben«*, S. 64.
2 Geisel / Broder: *Premiere und Pogrom*, S. 176.
3 Ebd.: Ruth Anselm-Herzog, S. 86.
4 Zur Familiengeschichte in Koblenz: Stadtarchiv Koblenz/ Helene Thill: Lebensbilder Jüdischer Koblenzer, S. 105 f.
5 KSA 1.55.069(1), Schul- und Universitäts-Zeugnisse, von Margot Wachsmann-Singer der AdK übergeben.
6 *Grundsätze und Bedingungen der Ertheilung der Doctorwürde bei allen Facultäten*, Berlin 1888.
7 Kurt Singer, Diss. 1908, Historische Sammlung der Charité, HU, Sign., Leipzig 1908.
8 KSA 2.55.1.
9 Julius H. Schoeps, in: *Jüdische Allgemeine Zeitung* vom 24.2.2017.
10 Werner Kass: *Erinnerungshefte*.
11 KSA 2.55.1, Neurologische Arbeiten.
12 Wiener Zeitung 8.4.1916. Alle Rote-Kreuz-Kriegsauszeichnungen.
13 Kurt Singer: *Musik und Charakter*, S. 108.
14 Zur Familie Singer-Horwitz: Einwohneramt St. Gallen / Landesarchiv Berlin / Brandenburgisches Landeshauptarchiv / Korrespondenz der Autorin mit Michal Peleg / Gespräche mit Renate Grütter-Kass / Werner Kass: *Erinnerungshefte*

15 Nelly Sachs: *Fahrt ins Staublose*, S. 36.
16 Werner Kass: *Erinnerungshefte*.
17 Geisel / Broder: *Premiere und Pogrom*, S. 195.
18 Renate Grütter-Kass im Gespräch mit der Autorin.
19 Charlotte Salomon: *Leben? Oder Theater?*, S. 71–73.
20 BLHA, Rep. 36 A, Landesfinanzamt, 252826, 27.7.1936.
21 BLHA, Rep. 36 A, Oberfinanzpräsident Berlin, Devisenstelle.
22 Einwohneramt St. Gallen.
23 Korrespondenz mit Michal Peleg.
24 Einwohneramt St. Gallen.
25 Einwohneramt-Stadtarchiv Zürich / Vera Singer-Adler im Gespräch mit der Autorin, Berlin 2016 / Korrespondenz mit Dr. Peter Röllin, 2017 / Wikipedia: Chemische Gesellschaft der DDR.
26 KSA 1.55.029, Kurt Singer: *Siegfried Ochs*.
27 Ebd., S. 9.
28 Ebd., S. 15.
29 KSA 1.55.029.
30 KSA 1.55.032, Hans Teßmer: *Berliner Aerzte-Chor*, S. 3.
31 KSA 1.55.109.
32 *Signale für die musikalische Welt* vom 19.3.1930.
33 KSA 1.55.022.
34 LBI, NY, musik.lbi.org/kurt singer
35 AdK, 2010 A252.
36 Prof. Dr. Eckart Altenmüller im Gespräch mit der Autorin, 2017.
37 Prof. Dr. Alexander Schmidt im Gespräch mit der Autorin, 2016.
38 Kurt Singer: *Berufskrankheiten der Musiker*, S. 65–67.
39 Ebd., S. 201.
40 Dr. E. Pick, in: *Tonkünstler Zeitung* vom 5.7.1913.
41 LBI, NY, musik.lbi.org/kurt singer, Brief 11.1.1924.
42 Max Grünberg: *Methodik des Violinspiels*.
43 KSA 1.55.100.

44 KSA 1.55.103.
45 *Vorwärts* vom 28.12.1922.
46 LBI, NY, eine Kopie im Archiv der AdK, 1.55.166 (1).
47 *Vorwärts* vom 6.1.1921.
48 *Vorwärts* vom 21.9.1922.
49 Arnold Schönberg: *Harmonielehre*, S. 506 f.
50 *Vorwärts* vom 17.1.1924.
51 KSA 1.55.067, *Pierrot lunaire* und KSA, 1.55.068, Die Lieder.
52 *Signale für die musikalische Welt* vom 13.11.1918.
53 Kurt Singer: *Musik und Charakter*, S. 76.
54 Ebd., S. 80f.
55 Mitteilung der Friedrich-Ebert-Stiftung an die Autorin, 2016.
56 LBI, NY, Kopie in AdK 1.55.166(3).
57 Zur Geschichte des Opernhauses vgl. Meyer zu Heringdorf: *Charlottenburger Opernhaus*, 2 Bände.
58 *Signale für die musikalische Welt* vom 6.8.1924.
59 *Vorwärts* vom 28.10.1924.
60 Landesarchiv Berlin, Handelsregister, Abt. B 36 878.
61 Landesarchiv Berlin, A. Pr. Br. Rep. 030-05, Polizeipräsidium Berlin, Theaterpolizei Nr. 3088.
62 Meyer zu Heringdorf: *Charlottenburger Opernhaus*, S. 52.
63 Deutscher Theaterdienst vom 11.4.1931, Blatt 195, zit. nach: Meyer zu Heringdorf: *Charlottenburger Opernhaus*, S. 151, Anm. 182.
64 Ebd., S. 53.
65 KSA 1.55.058.
66 Meyer zu Heringdorf: *Charlottenburger Opernhaus*, Bd. 2.
67 Kurt Baumann: *Memoiren*, S. 17f.
68 *Signale für die musikalische Welt* vom 4.3.1931.
69 *Signale für die musikalische Welt* vom 8.4.1931.
70 *Signale für die musikalische Welt* vom 29.6.1932.

71 MB (*Mitteilungsblatt des Irgun Olei Merkas*, Tel Aviv) vom 18.10.1963, zit. nach: Freeden: *Jüdische Presse*, S. 16.
72 Kurt Baumann: *Memoiren*, S. 38.
73 Ebd., S. 55. Vgl. Fritsch-Vivié: *Gegen alle Widerstände*, S. 94 und Freeden: *Jüdisches Theater*.
74 Herbert Freeden: *Jüdisches Theater in Nazi-Deutschland*, S. 41f.
75 Interviews der JKB-Mitglieder in: Geisel / Broder: *Premiere und Pogrom*.
76 *Monatsblätter* des Kulturbunds vom Nov. 1933, S. 10.
77 Ludwig Altmann, in: *C.V.-Zeitung* vom 16.11.1933.
78 FWA 74/86/5077 und AdK Katalog, S. 245.
79 FWA 74/86/1222, zit. nach: Dörschel: *Fritz Wisten*, S. 46.
80 Zygmunt Bauman: *Dialektik der Ordnung*, S. 136f.
81 FWA 74/86/1274, zit. nach: Dörschel: *Fritz Wisten*, S. 51.
82 FWA 74/86/1275, zit. nach: ebd., S. 52.
83 BLHA, Pr. Br. Rep. 36A , Oberfinanzpräsident Devisenstelle.
84 Landesarchiv Berlin, A Rep. 243-04, Reichskammer der Bildenden Künste Berlin, Nr. 33.
85 Stefan Zweig: *Das Buch als Eingang zur Welt*. Ein Essay. Schriftenreihe Stefan Zweig Centre Salzburg 2008.
86 BArch, R56 1,113, Bl. 7 und AdK Katalog, S. 341.
87 FWA 74/86/1276 und AdK Katalog, S. 342.
88 KSA 1.53,6,21.
89 AdK, Akte Singer.
90 KSA 1.55.36,1.
91 AdK Katalog, S. 195.
92 KSA 1.55.06,3.
93 KSA 1.55.36,2.
94 Geisel / Broder: *Premiere und Pogrom*, S. 178.
95 Gerhard Schoenberner: *Der gelbe Stern*, S. 152f.
96 AdK, Akte Singer.
97 KSA 1.55.019.

98 AdK Katalog, S. 196.

99 Fritsch-Vivié: *Gegen alle Widerstände*, S. 159f., Anm. 520. Im Quartier Q 410 wurden »A- und B-Prominente« untergebracht, ein möglicher Hinweis auf Singers besondere Stellung im Lager.

100 KSA 1.53.4, 1–6.

101 Alice Herz-Sommer *Ein Garten Eden*, S. 222f.

102 Gerty Spies: *Drei Jahre Theresienstadt*, S. 56.

103 Stephan Stompor: *Jüdisches Musik- und Theaterleben*, S. 231.

104 Käthe Starke: *Der Führer schenkt den Juden eine Stadt*, S. 94.

105 Alice Herz-Sommer: *Ein Garten Eden*, S. 224.

106 Ebd., S. 224.

107 Philipp Manes: *Als ob's ein Leben wär*, Heft 5, S. 216, zit. nach Fritsch-Vivié: *Gegen alle Widerstände*, S. 163f.

108 AdK, JKB, Slg. Abelsdorff: Herbert Freeden, 1.53.13,2. und Erna Nitke, 1.53.13.1, alle o. J.

Unveröffentlichte Texte

Werner Kass: *Erinnerungshefte*, unveröffentlichter Nachlass im Besitzt von Renate Grütter-Kass / Kurt Baumann (Ken C. Baumann): *Memoiren*, Typoskript, 126 S., Ithaka 1977 / Texte aus dem Leo Baeck Institute, New York / Monatsblätter des Jüdischen Kulturbunds in AdK / Hans Teßmer: *Berliner Aerzte-Chor*. Festschrift zum 20jaehrigen Bestehen, 1913–1933, in AdK, Berlin.

Literatur

Bauman, Zygmunt: Dialektik der Ordnung. Die Moderne und der Holocaust. Hamburg 1992.

Dörschel, Stephan: Fritz Wisten. Bis zum letzten Augenblick – Ein jüdisches Theaterleben. Berlin 2009.

Freeden, Herbert: Die Jüdische Presse im Dritten Reich. Frankfurt a. M. 1987.

Freeden, Herbert: Jüdisches Theater in Nazideutschland. Tübingen 1964, Berlin 1985.

Fritsch-Vivié, Gabriele: Gegen alle Widerstände – Der Jüdische Kulturbund 1933–1941. Berlin 2013.

Geisel, Eike / Broder, Henryk M: Premiere und Pogrom. Der Jüdische Kulturbund 1933–1941. Texte und Bilder. Berlin 1992.

Geschlossene Vorstellung. Der Jüdische Kulturbund in Deutschland 1933–1941. Hg. von der Akademie der Künste. Berlin 1992.

Grünberg, Max: Methodik des Violinspiels. Breitkopf & Härtel Leipzig 1910.

Herz-Sommer, Alice: Ein Garten Eden inmitten der Hölle. Aufgezeichnet von Reinhard Piechocki und Melissa Müller. München 2006/2011.

Makarova, Elena / Sergei Makarov/ Victor Kuperman (Hg.): University over the Abyss. The Story behind 520 lecturers and 2.430 lectures in KZ Theresienstadt 1942–1944. Jerusalem 2000.

Meyer zu Heringdorf, Detlef: Das Charlottenburger Opernhaus von 1912 bis 1961. Eine Dokumentation. Diss., 2 Bände. Hg. von der Deutschen Oper. Berlin 1988.

Sachs, Nelly: Fahrt ins Staublose. Gedichte der Nelly Sachs. Frankfurt a. M. 1961.

Salomon, Charlotte: Leben? Oder Theater? München Berlin London New York 2007.
Salomon-Lindberg, Paula: »Mein c'est la vie-Leben«. Gespräch über ein langes Leben in einer bewegten Zeit. Hg. von Christine Fischer-Defoy. Berlin 1992.
Schönberg, Arnold: Harmonielehre. Wien 1922.
Singer, Kurt: Bruckners Chormusik. Berlin 1924.
Singer, Kurt: Berufskrankheiten der Musiker. Berlin 1926.
Singer, Kurt: Musik und Charakter. Gedanken zur Gegenwartskrise der Musik. Eine Streitschrift. Wien Leipzig 1929.
Singer, Kurt: Siegfried Ochs – Begründer des Philharmonischen Chores. Berlin 1933.
Spies, Gerty: Drei Jahre Theresienstadt. München 1984.
Starke, Käthe: Der Führer schenkt den Juden eine Stadt. Berlin 1975.
Stompor, Stephan: Jüdisches Musik- und Theaterleben unter dem NS-Staat. Europäisches Zentrum für Jüdische Musik. Hannover 2001.
Thill, Hildburg-Helene: Lebensbilder Jüdischer Koblenzer und ihre Schicksale. Hg. von der Stadtbibliothek Koblenz. Koblenz 1987.
Zweig, Stefan: Das Buch als Eingang zur Welt. Ein Essay. Schriftenreihe des Stefan Zweig Centre, Salzburg 2008.

Archive

AdK Akademie der Künste, Berlin / **KSA** Kurt Singer Archiv in AdK / **FWA** Fritz Wisten Archiv in AdK / **JKB** Sammlung Jüdischer Kulturbund in AdK / **JKB, Slg.** Sammlung Abelsdorff im JKB in AdK / **AdK-Kat** Katalog der Ausstellung der AdK Berlin 1992 / **BLHA** Brandenburgisches Landeshauptarchiv, Potsdam / **LAB** Landesarchiv Berlin / BArch Bundesarchiv, Berlin / **HU** Humboldt-Universität Berlin / **FU** Freie Universität Berlin / **LBI NY** Leo Baeck Institute, New York

Dank

Mein besonderer Dank gilt der Ursula Lachnit-Fixson Stiftung für die großzügige Unterstützung bei der Drucklegung dieser Publikation. Ebenso gilt mein großer Dank der Baumgartner-Brandt-Stiftung für den Beitrag zu dieser Publikation.
Mein herzlicher Dank gilt all denen, die in Briefen, Gesprächen und mit Ratschlägen mir die Recherche zum Leben Kurt Singers zum Erlebnis machten: Michal Peleg, Enkelin von Kurt Singer, Neve-Efraim / Renate Grütter-Kass, Tochter von Gertrud Kass (gesch. Singer), Zürich / Dr. Hans Goldenberg und Dr. Georg Goldenberg, Enkel von Kurt Singer, Wien / Vera Singer-Adler, Schwiegertochter von Kurt Singer, Berlin / Olaf Guercke von der Friedrich-Ebert-Stiftung, Bonn / Stephan Wenger im Einwohneramt St. Gallen / Jenny Porschien in der Zentral- und Landesbibliothek Berlin / Werner Breunig und Annette Thomas im Landesarchiv Berlin / Prof. Dr. Eckart Altenmüller von der Hochschule für Musik, Theater und Medien Hannover / Prof. Dr.

Alexander Schmidt von der Musikhochschule Hanns Eisler, Berlin / Dr. Peter Röllin, Rapperswil, Schweiz / Peter Jammerthal vom Theaterwissenschaftlichen Institut der Freien Universität Berlin / Michael Simonson vom Leo Baeck Institut, New York / dem Team im Lesesaal, außerdem Daniela Reinhold und Stephan Dörschel von der Akademie der Künste, Berlin.

Über die Autorin

Gabriele Fritsch-Vivié

Dr. phil., freischaffende Journalistin und Publizistin. Praktische Theaterarbeit und freie Mitarbeit als Rezensentin. Schriftstellerische Tätigkeit, u. a. für das Theater. Publikationen über Nelly Sachs und Mary Wigman in der Rowohlt Monographie-Reihe. Beiträge zu beiden Künstlerinnen in Anthologien. Radio-Feature über Nelly Sachs im MDR/ RBB. Bei Hentrich & Hentrich ist von ihr erschienen: *Gegen alle Widerstände – Der Jüdische Kulturbund 1933–1941*, ISBN 978-3-95565-005-6.